常见病
中医调治问答丛书

颈椎病
中医调治问答

总主编　尹国有　主编　魏景梅

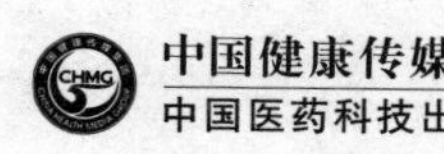

中国健康传媒集团
中国医药科技出版社

内 容 提 要

本书是一本中医调治颈椎病的科普书，以作者诊治颈椎病经验及患者咨询问题为基础，以颈椎病的中医治疗调养知识为重点，采用患者针对自己的病情提问题，医生予以解答的形式，系统地介绍了颈椎病的防治知识，认真细致地解答了广大颈椎病患者可能遇到的各种问题。本书文字通俗易懂，内容科学实用，可作为颈椎病患者家庭治疗和自我调养康复的常备用书，也可供临床医务人员和广大群众阅读参考。

图书在版编目（CIP）数据

颈椎病中医调治问答 / 魏景梅主编 . — 北京：中国医药科技出版社，2022.1

（常见病中医调治问答丛书）

ISBN 978-7-5214-1961-0

Ⅰ . ①颈…　Ⅱ . ①魏…　Ⅲ . ①颈椎－脊椎病－中医治疗法－问题解答　Ⅳ . ① R274.915-44

中国版本图书馆 CIP 数据核字（2020）第 151217 号

美术编辑　陈君杞

版式设计　也　在

出版　**中国健康传媒集团** | 中国医药科技出版社

地址　北京市海淀区文慧园北路甲 22 号

邮编　100082

电话　发行：010-62227427　邮购：010-62236938

网址　www.cmstp.com

规格　880 × 1230 mm $^{1}/_{32}$

印张　8 $^{3}/_{4}$

字数　211 千字

版次　2022 年 1 月第 1 版

印次　2022 年 1 月第 1 次印刷

印刷　三河市万龙印装有限公司

经销　全国各地新华书店

书号　ISBN 978-7-5214-1961-0

定价　35.00 元

获取新书信息、投稿、为图书纠错，请扫码联系我们。

本书编委会

主　编　魏景梅

编　委　（按姓氏笔画排序）

李洪斌　陈玲曾　蒋时红　韩振宏

管荣朝

前言

人最宝贵的是生命和健康，健康与疾病是全社会都非常关注的问题，健康是人们永恒的追求。返璞归真、回归自然已成为当今的时尚。中医注重疾病的整体调治、非药物治疗和日常保健，有丰富多彩的治疗调养手段，采用中医方法治疗调养疾病，以其独特的方式、显著的疗效和较少的不良反应，深受广大患者的青睐。为了普及医学知识，增强人们的自我保健意识，满足广大读者运用中医方法治疗调养常见病的需求，指导人们建立健康、文明、科学的生活方式，我们组织有关专家、教授，编写了《常见病中医调治问答丛书》。《颈椎病中医调治问答》是丛书分册之一。

提起颈椎病，大家都不会陌生，因为在我们身边，有越来越多的人得了颈椎病。颈椎在人体的位置非常重要，它上承头颅，下接躯干，神经血管交错密集，活动频率高，可谓人体“事故的多发地带”。颈椎病是以颈椎退行性病理改变为基础，以颈部僵硬、活动受限，颈肩背痛，上肢无力、手指麻木，头晕、头痛、恶心等为主要表现，多发于中老年人的一种常见病。近年来，随着手机、电脑等电子产品的快速普及，人们办公、生活方式的改变，颈椎病已不再是中老年人的专利，年轻人的发病率逐年增高，且越来越年轻化。什么是颈椎病？颈椎病的发病原因有哪些？中医是怎样认识颈椎病的？中医治疗颈椎病的方法有哪些？……人们对颈椎病的疑问实在太多了。

本书以作者诊治颈椎病经验及患者咨询问题为基础，以颈椎病的中医治疗调养知识为重点，采用患者针对自己的病情提问题，医生予以解答的形式，系统地介绍了颈椎病的防治知识，认真细致地解答了广大颈椎病患者可能遇到的各种问题。书中从正确认识颈椎病开始，首先简要介绍了颈椎病的发病原因、临床表现，颈椎病的分型，以及颈椎病的诊断与预防等有关颈椎病的基础知识，之后详细阐述了中医辨证治疗、单方验方治疗、中成药治疗，以及刺血、艾灸、拔罐、药枕、按摩、饮食调养、运动锻炼、起居调摄等中医治疗调养颈椎病的各种方法。

书中文字通俗易懂，内容科学实用，所选用的治疗和调养方法叙述详尽，可作为颈椎病患者家庭治疗和自我调养康复的常备用书，也可供临床医务人员和广大群众阅读参考。需要说明的是，颈椎病是一种难以根除的慢性病，医生与患者共同参与、互相配合，采取综合性的治疗调养措施，是提高颈椎病治疗效果的可靠手段。由于疾病是复杂多样、千变万化的，在应用本书介绍的治疗和调养方法治疗调养颈椎病时，一定要先咨询医生，切不可自作主张、生搬硬套地“对号入座”，以免引发不良事件。

在本书的编写过程中，参考了许多公开发表的著作，在此一并向有关作者表示衷心感谢。由于水平有限，书中不当之处在所难免，欢迎广大读者批评指正。

编　者

2021年9月

目 录

第一章 正确认识颈椎病

第二章 中医治疗颈椎病

第三章 自我调养颈椎病

第一章
正确认识颈椎病

什么是颈椎病？怎样预防颈椎病？由于缺少医学知识，人们对颈椎病的疑问实在太多了，然而在看病时，由于时间所限，医生与患者的沟通往往并不充分，患者常常是该说的话没有说，该问的问题没有问，医生也有很多来不及解释的问题。本章讲解了什么是颈椎病、怎样预防颈椎病等基础知识，相信对正确认识颈椎病有所帮助。

01 正常人的颈椎活动范围有多大？

咨询：我今年 47 岁，近段时间总感觉颈肩部疼痛不舒服，经检查被诊断为颈椎病。医生建议在牵引治疗的同时配合转头伸颈锻炼，我知道颈椎有一定的活动范围，转头伸颈锻炼主要是活动颈椎。我要问的是：正常人的颈椎活动范围有多大？

解答：的确，颈椎有一定的活动范围，转头伸颈锻炼主要是活动颈椎。颈椎由 7 块颈椎骨及其联结装置构成，它上承头颅，下接躯干，其活动频率极高。人们只要稍注意观察不难发现，颈椎不仅活动频率极高，而且其活动范围也要比胸椎和腰椎大得多，如头前屈后伸（仰）、左右侧屈、左右旋转及上述运动综合形成的环转运动。那么，正常人的颈椎活动范围到底有多大呢？

在医学上，关节活动范围称为关节活动度，一般用量角器进行测定，测量颈椎的活动范围时颈部自然伸直，下颌内收。一般而言，颈椎的前屈、后伸（俗称低头、仰头）分别为 45°，实质上前屈、后伸运动是上一椎体向内下的下关节面与下一椎体向后上的上关节面间前、后滑动的结果。过度前屈受后纵韧带、黄韧带、项韧带和颈后肌群的限制，过度后伸则受前纵韧带和颈前肌群的约束。

颈椎的屈伸活动主要由第 2~7 颈椎完成，侧屈主要由中段颈椎完成，左右侧屈大约为45°，主要依靠对侧的关节囊及韧带限制过度侧屈。左、右旋转各为45°，主要由颈椎第1、第2（即寰椎、枢椎）关节来完成，而环转运动则是前屈后伸、左右侧屈、左右旋转连贯完成的结果。点头动作发生在寰－枕关节，摇头动作发生在寰－枢关节。颈椎的活动度个体差异较大，与年龄、职业、体型和锻炼情况有一定的关系。一般来说，随着年龄增长，颈部活动逐渐受限，通常是后伸运动最先受限，前屈最后受累。文案工作人员和流水线操作工人的颈部活动功能比室外工作人员会差很多。颈椎病可导致患者颈椎各方向的活动范围缩小。

02 颈椎的生理曲度是怎么回事？颈椎有什么生理功能？

咨询：我最近总感觉颈部僵硬不舒服，昨天到医院就诊，看到拍摄的X线片上颈椎是弯弯的，我以为是颈椎出现了问题，可医生说是颈椎的生理曲度，是维持颈椎生理功能的需要。请问：颈椎的生理曲度是怎么回事？颈椎有什么生理功能？

解答：经常可以碰到一些患者和您一样，看到X线片上颈椎是弯弯的，就以为是颈椎出现了问题，其实颈椎是有生理曲度的。

正常脊柱各段因人体生理需要，均有一定的弯曲弧度，称之为生理曲度，胸段和骶段凸向后方，在婴儿出生后即存在，称为原发曲度；颈段和腰段凸向前方，往往是当幼儿能抬头及站立时才逐渐形成，称为继发曲度。继发曲度的形成一般是由于负重后椎体及椎间盘前厚后薄（以椎间盘为主）所致。颈椎的生理曲度，主要是第 4、第 5 颈椎椎间盘前厚后薄造成颈椎中段有一向前凸出的弧度，这在侧位 X 线片上看得很清楚。

颈椎具有负重、减震、保护及运动等生理功能。颈椎的棘突和横突是颈部肌肉的附着部，具有支持作用的韧带也附着在这些骨性突体上，这些附着的肌肉、韧带及颈椎共同负责头颈部运动并支持着头颅。颈段脊椎的生理曲度像弹簧一样增加了缓冲震荡的能力，加强了各种姿势的稳定性，同时椎间盘也吸收震荡，在跳跃或激烈运动时可防止颅骨和脑的损伤。颈椎还具有重要的运动功能，颈椎的运动不仅适应其支持头颅的功能，也有利于头部感觉器官发挥作用。

颈椎生理曲度的存在是为了增加颈椎的弹性，减轻和缓冲外力的震荡，防止对脊髓和大脑的损伤。测量颈椎生理曲度的方法为沿齿状突后上缘开始向下，连每一椎体后缘成一弧线，再由齿状突后上缘至第 7 颈椎椎体后下缘作一直线，弧线的最高点至直线的最大距离为颈椎生理曲度的数值。正常范围在 12 毫米 ±5 毫米，大于 17 毫米为曲度增大，小于 7 毫米为曲度变直，曲度后凸者为“反张”，同时存在两个曲度呈“S”形者为“双弧”改变。在长期不良姿势和椎间盘髓核脱水、退变时，颈椎前凸可逐渐消失，颈椎前凸曲线甚至可变直或反张弯曲，成为颈椎病 X 线片上较为重要的诊断依据之一。

03 什么是颈椎病?

咨询：我今年32岁，平时操作电脑较多，最近一段时间不知为什么，总感觉颈部僵硬、颈肩部疼痛，今天到药店买药，药师说可能是得了颈椎病，建议到医院进一步检查。我想了解一下：什么是颈椎病?

解答：颈椎病也称颈椎综合征，是以退行性病理改变为基础，多发生于中老年人的一种常见病。由于颈椎椎间盘退变本身及其继发性的一系列病理改变，如椎节失稳、松动，髓核突出或脱出，骨刺形成，韧带肥厚和继发的椎管狭窄等，刺激压迫神经根、脊髓或影响椎动脉供血，引起一系列的临床症状和体征。虽然绝大部分颈椎病患者症状轻微，但常随年龄的增长而日趋加重，继而严重影响人们的生活和身体健康，所以颈椎病越来越被人们所重视。

颈椎位于头部、胸部与上肢之间，不仅颈椎椎骨体积最小，灵活性大，活动频率高，负重较大，而且不断承受各种负荷、劳损，甚至外伤，所以极易发生退变，引发颈椎病。大约在30岁以后，人的颈椎椎间盘就开始逐渐退化，含水量减少，并伴随年龄增长而更为明显，且诱发或促使颈椎其他部位组织退变，从生物力学角度来看，第5~6、第6~7颈椎受力最大，因此颈椎病多发生在第5~6、第6~7颈椎。

颈椎椎体退行性变、颈椎椎间盘突出、发育性颈椎椎管狭窄、头颈部外伤，以及年龄、睡眠姿势、职业因素等对颈椎病的发生均有重要影响。

颈椎病的临床表现复杂多样，症状的出现与病变部位、组织受累程度以及个体差异有一定的关系，主要有颈肩背疼痛、上肢无力、手指发麻、下肢乏力、行走困难、头晕、恶心呕吐，甚至视物模糊、心动过速及吞咽困难等。

04 哪些人容易患颈椎病?

咨询： 我知道颈椎病是多发于中老年人的一种常见病，计算机操作人员、编辑、作家等长期低头伏案工作者容易患颈椎病，而我年龄既不太，也没有长期低头伏案工作的情况存在，也查出患有颈椎病，这使我很迷惘。我想知道：哪些人容易患颈椎病?

解答： 颈椎病是一种常见多发病，发病率有逐年上升的趋势。上海市的调查表明，在骨科门诊中，颈椎病患者已明显超过以往常见的腰痛，成为骨科第一疾病。在现实生活中，每个人都有一份特定的工作，而每种工作的性质、劳动强度和某种姿势的持续时间是不相同的。对于颈椎病来说，也有其特定的发患者群。

从年龄上讲，伴随着年龄的增长，颈椎过多的慢性劳损会引起椎间盘变性、弹性减弱，椎体边缘骨刺形成，小关节紊乱，韧带增厚、钙化等一系列退行性病理改变，因此中老年人患颈椎病的较多。

从职业上讲，长期低头伏案工作或头颈常向某一方向转动者易患颈椎病。这些职业包括办公室工作人员、打字员、计算机操作人员、会计、编辑、作家、刺绣女工、交通警察、教师等。这些职业的工作强度并非很大，但由于工作姿势不当，长期低头或长期头颈向一个方向转动，容易造成颈后肌群、韧带等组织劳损，椎间盘受力不均，易于引发颈椎病。随着高科技、现代化大生产的发展，伏案工作人员越来越多，颈椎病的发病也呈增长趋势，并且向年轻化发展。

从睡眠姿势上讲，人的一生有1/4~1/3时间是在床上度过的，当枕头过高、过低或枕的部位不适当时，不良的睡眠姿势持续时间较长又不能及时予以调整时，易造成椎旁肌肉、韧带、关节平衡失调，张力大的一侧易疲劳而产生不同程度的劳损。因此，喜欢卧高枕及有反复落枕病史者易患颈椎病。此外，躺着看书、看电视等日常生活中不良姿势过多的人也易发生颈椎病。

有头部外伤史的患者也易患颈椎病，由于交通事故、运动性损伤导致的颈椎损伤，往往诱发颈椎病。外伤后的颈椎病以年轻人较为多见，如体育活动中不适当的运动超过了颈部所能耐受的量，军事训练中失手造成的颈部意外创伤等，往往会导致损伤后的椎间盘、韧带不能修复而发病。

颈椎先天性畸形者，如先天性椎管狭窄、先天性椎体融合、颈肋和第7颈椎横突肥大等，都易患颈椎病，咽喉部炎症有时也可诱发颈椎病。

颈椎病的发病率男性略高于女性，长期从事坐位低头工作者，如作家、编校人员、缝纫工、电脑工作者明显高于其他人群。在各型颈椎病中，以神经根型颈椎病最多见，其他依次为颈型颈椎病、脊髓型颈椎病、椎动脉型颈椎病和交感神经型颈椎病等。当然，没有哪一种工作是注定要得颈椎病的，也没有哪一种工作是可以逃避颈椎病的，关键是在工作中采取适当的措施。相对而言，那些劳动强度不很大但却需要很高专注程度的工作更容易造成颈椎病，而这在日常生活中往往不被人们所注意。

05 颈椎病的发病原因有哪些？

咨询：我今年 37 岁，是小学教师，近段时间总感觉颈肩部疼痛不舒服，今天到医院就诊，经检查被诊断为颈椎病。我知道我的颈椎病完全是长期低头批改作业致使颈部慢性劳损造成的，听说颈椎病的发病原因多种多样，请问：颈椎病的发病原因有哪些？

解答：由于颈椎本身的复杂性以及人类个体之间的差异，引起颈椎病的病因是复杂多样的，同时，病因和病理是密不可分的、相互转化的。引发颈椎病的原因归纳起来，主要有以下几个方面。

（1）颈椎椎间盘突出：颈椎椎间盘由软骨板、纤维环和髓核构成。正常的椎间盘含水量较高，富有弹性，随着年龄的增长椎间盘的水分含量逐渐减少，失去弹性和韧性，而使椎间关节由原来的饱满与稳定状态变成松动状态，颈椎椎间不稳。由于劳损、天气变化等各种诱发因素长期作用于机体，致使椎间盘发生退行性改变，退行性改变的颈椎易前后错动，使变性的椎间盘脱出。由于各种原因的影响，髓核向椎管内突出或脱出，压迫血管或神经根而产生相应的症状。颈椎椎间盘变性是颈椎病最早出现的病理过程，也是颈椎病发生的主要因素。颈椎椎间盘突出的重要病理基础是退行性变。此外，椎间盘基质蛋白多糖的解聚、椎间盘内溶酶体的作用、髓核基质里的自动免疫反应的作用等也是重要病理因素。椎间盘突出是内因和外因相互作用的复杂过程产生的结果。

（2）颈椎椎体退行性变：颈椎椎间盘受到压迫性力的作用，变性的纤维环向四周膨出，使附着于椎体的骨膜及韧带组织掀起、出血、血肿机化、骨化，逐渐形成椎体骨赘。大量的研究表明，骨刺的形成是椎间盘退行性变到一定时候的产物，并表明椎体已进入不可逆转的退行性变。由于椎体的椎间关节、钩椎关节骨质增生，出现骨赘，发展到一定程度，即可导致脊髓、神经根或椎动脉等邻近组织受压或牵拉，产生相应的临床症状而发生颈椎病。由于颈椎每个椎间盘及其相邻椎体、关节组成一个运动单位，颈部脊柱需由各个运动单位共同完成屈伸、旋转或侧弯等活动，因而运动单位的任何组成部分发生病变都影响到相邻的运动单位，所以颈椎的病变常呈多发性。

（3）颈椎失去平衡：正常颈椎的椎间盘、关节突关节、关节囊以及颈椎周围的韧带、肌肉等组织的固有生理功能保持各解剖结构的静态平衡。颈肩背附于头颈部的肌肉如斜方肌、肩胛提肌、菱形肌以及半棘肌等，在颈椎做各方向运动时，它们的正常功能对保持颈椎的动态平衡同样具有重要作用。由于颈部在日常活动中要承受静力学（维持头颈正常姿态）和动力学（颈部活动时的拉力、压力、剪力等）的双重负担，很多工作需采取的姿势是“头颈前屈，两上肢活动保持在外展 90° 以下的范围内”，或“上肢呈重力下垂位”，这是一种非生理性体位，使颈椎骨关节结构、神经根等受到不良影响，时间长了，就失去平衡，从而破坏了颈椎正常的稳定性和灵活性，同时由于颈椎活动度大、稳定性差，要依赖强有力的周围肌肉、筋膜、韧带来保护，由于工作、年龄等因素的影响，破坏了颈椎的稳定，使颈椎失去正常的平衡，如颈椎两侧的肌力不对称导致患椎失衡而发生移位，黄韧带以及项韧带、前纵韧带、后纵韧带的退行性变等，均可影响颈椎的平衡稳定，直接或间接影响神经根、脊髓以及椎动脉供血等，出现颈椎退行性变、肌肉痉挛以及疼痛等。

（4）发育性颈椎椎管狭窄：发育性颈椎椎管狭窄对颈椎病有明显的影响。颈椎椎管的内径，尤其是矢状径，不仅对颈椎病的发生与发展，而且与颈椎病的诊断、治疗及预后判断均有着十分密切的关系。统计资料表明，颈椎病患者的颈椎椎管矢状径均较正常人小，尤其是在颈椎病最易发生的颈 5~6、颈 6~7 及颈 4~5 这三节，其平均值相差达 2.7 毫米以上。椎间盘变性突出和骨赘是压迫脊髓或神经的主要原因，但椎管狭窄是决定性因素。颈椎病患者 40 岁以上者较多，由于年龄较大，椎间盘退行性变、椎体增生、椎间隙变窄、黄韧带增厚、颈椎变短、脊髓也变短增粗，这些因素都会使颈椎椎管直接或间接变狭窄。

（5）颈部的慢性劳损：慢性劳损是指超过正常生理活动最大范围或内部所能耐受阈值的各种超限活动，如工作中的不良姿势。因其有别于明显的外伤，易被人们所忽视。但事实上，它是构成颈椎骨关节退变最为常见的因素，并对颈椎病的发生、发展和治疗、预后都有直接的关系。颈部的慢性劳损主要包括不良的睡眠体位、不当的工作姿势以及特殊的职业伤害等。不良的睡眠体位如高枕可造成椎旁肌肉、韧带或关节的平衡失调，张力大的一侧易疲劳并导致不同程度的劳损，并可由椎管外的平衡失调波及椎管内组织，从而加速退行性变的过程，导致颈椎病的发生。人们常说“高枕无忧”，但枕头过高不但不能“高枕无忧”，还易患颈椎病。一般认为，健康人枕高应在6~12厘米，仰卧时颈椎前屈应在15°~20°。

由于颈椎活动度大，具有支撑头部重量、保持平衡等作用，容易发生积累性劳损，如果工作姿势不当，可使椎间关系失稳，椎间盘过早、过快地发生退变而出现颈椎病。工作姿势不当引起的颈椎病相当多见。在社会人群中，长期从事坐位低头工作者，如会计、作家、缝纫工、编校人员、电脑工作者等，颈椎病的发生率较高。这是因为长期低头工作必然造成颈后部肌肉韧带组织的劳损，同时在屈颈状态下椎间盘的内压大大高于正常体位，这就使其退行性变进程大大加快。特殊职业伤害，如交通警察、教师常常需要使头颈部向某一个方向转动，杂技团顶缸演员及运动队的举重运动员需要头颈部负重，活动也较频繁等，均可引起颈部关节囊、韧带等松弛乏力或加重颈椎的负荷，致使颈部劳损而诱发颈椎病。

（6）其他因素：在颈椎病患者中，颈椎局部畸形者为正常人的2倍以上，说明骨骼的异常与颈椎病的发生有着一定的关系。与颈椎病发病有关的畸形有先天性椎体融合、颈椎发育不全、棘突畸形、第7颈椎横突肥大等。这些畸形会使患者相邻的椎体产生应力功能改变，加速了颈椎退行性改变，从而导致颈椎病。炎症也是诱发颈椎病的因素，扁桃体炎、颈淋巴结炎、乳突炎等患者，可出现急性颈痛、活动不利，甚至会产生肌肉痉挛性斜颈。X 线片提示有的颈椎呈半脱位，可能是患侧肌肉的保护性反应，或炎症波及颈椎椎间关节囊，产生渗液，导致充血，颈椎周围韧带松弛钙化等病理改变，影响颈椎稳定所致。

颈椎在脊柱中的活动范围最大，承受头颅和活动的重应力，若发生头颈部的碰撞、闪扭、挤压等外伤，常可造成不同类型的颈椎病，外伤也是诱发颈椎病的重要因素。临床研究表明，颈椎病患者中约有半数与外伤有直接关系，特别与头部外伤有关。外伤既可以是一次明显的损伤，也可以是长期反复的轻微损伤。外伤导致颈椎病发生的原因，一方面是外伤发生在原已发生退变的颈椎和椎间盘，致出血、血肿、椎间盘突出等而诱发颈椎病，另一方面是反复劳损或轻微损伤对已经退行性变的颈椎可以加速退行性变过程而导致颈椎病提前发病。

06 头颈部损伤后为什么容易患颈椎病？

咨询： 我去年不慎跌倒造成颈部受伤，最近不知为什么总感觉颈肩部疼痛不舒服，左手指还时不时麻木，经检查被诊断为颈椎病。医生说头颈部损伤后容易患颈椎病，我的颈椎病与去年跌倒损伤颈部有关。请您给我讲一讲：头颈部损伤后为什么容易患颈椎病？

解答： 这里首先告诉您，头颈部损伤后确实容易患颈椎病。

有相当一部分颈椎病患者尤其是年轻患者，经详细询问都可发现或多或少曾有过不同程度的头颈部外伤史。也有人曾做过调查，发现颈椎病患者具有明显头颈部外伤史的超过半数。显然头颈部的外伤与颈椎病的发生和加重有密切关系。那么头颈部损伤后为什么易患颈椎病呢？

头颈部外伤除了可以造成骨折、脱位、脊髓损伤甚至四肢瘫痪等较为严重的损伤外，还可造成颈椎急性髓核突出或脱出、前纵韧带损伤，或由于颈椎局部肌肉、韧带、椎间盘损伤造成的颈椎椎节不稳等病理性损伤。在这些损伤的痊愈过程中，由于血肿、炎性渗出物的纤维化、机化，或是骨折后骨痂的形成，都可在不同程度上导致椎间盘弹性降低、间隙变窄，颈椎小关节尤其是钩椎关节、后关节等处骨质增生，黄韧带等支持组织也可退变、增生、钙化，甚至可形成永久性的椎间孔狭窄、椎管狭窄。这些外伤后的退变可刺激、压迫相邻的脊髓、神经根和椎动脉，从而产生颈椎病的临床症状。

容易演变为颈椎病的头颈部外伤可由许多原因引起，一般分为交通意外损伤、运动性损伤、生活和工作中的意外损伤等。随着现代化程度的不断提高，交通意外事故已变为首发因素，其中主要是高速行驶的车辆突然刹车造成颈部损伤。这种损伤除了部分可致颈椎骨折外，还可造成“挥鞭样”颈椎、颈髓损伤。此类损伤的程度与车速、受伤者站立和坐的位置、有无系安全带、头面部方向及车辆本身状态等多种因素有关。车速过快、邻近驾驶员的位置、未使用安全带和面部朝向行驶正前方或正后方的伤者，多数严重些。体育运动锻炼和军事训练中，过大负荷或不适当活动也可导致颈椎损伤，如足球赛中的头争顶球、游泳中的跳水以及训练擒拿格斗意外失手等，均可加重颈椎负荷而致损伤。日常生活和工作中，也可由于空间拥挤等情况造成头颈部碰撞，颈部过度前屈、后伸及侧屈而意外损伤，特别是有些颈部损伤是因为不得法的推拿操作所造成的，广大医务工作者尤其应对这种医源性损伤予以高度重视。

至于头颈部损伤后多长时间可致颈椎病，病情严重的程度如何，则要看头颈部外伤的部位、严重与否及恢复程度等状况。头颈部外伤后及时准确地诊治对预防外伤性颈椎病有重要意义。

07 颈椎骨质增生就一定是颈椎病吗？

咨询： 我最近总感觉颈部僵硬、颈肩部疼痛，X 线片检查发现有颈椎骨质增生，医生说是颈椎病。我们单位的老张，X 线片显示颈椎也有骨质增生，同样也患有颈椎病。似乎颈椎骨质增生就一定是颈椎病。我要问的是：颈椎骨质增生就一定是颈椎病吗？

解答： 颈椎部位 X 线片上若有密度增高的表现，则一般提示颈椎部位有不同程度的骨质增生，有相当一部分人和您一样，一听说自己有颈椎骨质增生，就认为是得了颈椎病。

其实，从颈椎骨质增生的起因来看，颈椎部位的骨质增生只是由于颈椎为了适应长期的运动和负荷而产生的一种退行性变化。这种退变随着年龄的增长而逐渐出现，似乎是老年人所共有的表现，除了颈椎之外，其他活动的关节特别是负重关节也均可见到这种现象。在大多数情况下，颈椎骨质增生并不预示着骨刺可能或已经压迫神经、脊髓，临床上也可能不产生任何症状，所以颈椎骨质增生只是人体整个退变过程中的一种表现而已。当然，一旦颈椎骨质增生使得椎管、椎间孔、横突孔等变得狭窄，造成脊髓、脊神经根和椎动脉的刺激和压迫，并出现相应的临床症状，这就不是单纯的颈椎骨质增生，而是名副其实的颈椎病了。

由此可见，颈椎病的病理变化可有骨质增生，但有骨质增生并不一定都是颈椎病。另外，颈椎病的严重程度也并非与骨质增生的有无和轻重成正比，而是要看其病理变化以及刺激和压迫的部位。在临床中，医生要通过详细询问病史，了解其症状、体征，结合 X 线片、经颅多普勒等检查，通过综合分析，才得以确诊，而不是单纯依靠 X 线片上有无骨质增生便下是否是颈椎病的诊断，颈椎骨质增生只是诊断颈椎病的条件之一。

08 中老年人都会患颈椎病吗？患了颈椎病可怕吗？

咨询：我父亲今年 63 岁，患有颈椎病。我姑姑、我姨父年龄都是刚过 50 岁，也患有颈椎病。听说中老年人都会患上颈椎病，患颈椎病后不仅颈肩部疼痛不舒服，还时常头晕头痛、手指麻木等。我想知道：**中老年人都会患颈椎病吗？患了颈椎病可怕吗？**

解答：在门诊中，我经常碰到一些人和您一样，咨询中老年人是不是都会患颈椎病，患了颈椎病是不是很可怕。这里首先告诉您，并不是所有的中老年人都会患上颈椎病，患了颈椎病也并不可怕。

颈椎病是中老年人的一种常见多发病，这是不是意味着中老年人都迟早会患颈椎病呢？显然不是。颈椎病是一种退行性变引发的慢性病，其主要源于颈椎椎间盘的退变，颈椎椎间盘的退变随着年龄的增长是不可遏制的，不过在退变过程中只要您注意调养防护，保持好平衡，就很少甚至不会出现颈椎病，颈椎病的发生主要取决于颈椎的退变是否刺激和压迫周围血管和神经。

颈椎病是常见多发病，有的人患了颈椎病后整天忧心忡忡，担心病情加重，甚至怕危及生命，总希望能得到一种什么“灵丹妙药”一下子把病治好。其实这种想法是不对的，颈椎病并不可怕。颈椎病对人体确实有一定的危害，它给日常生活带来诸多不便，但它毕竟不直接威胁人的生命，所以患者不必担忧，更不要轻信所谓“灵丹妙药”，应到正规医院找专科医生诊治。只要治疗得当，大部分颈椎病患者通过非手术治疗病情就可以好转甚至痊愈。

从人体全身情况来说，只要人体主要器官功能良好，骨关节方面的退行性变对人体的影响是有限的，主要的危害是产生酸、麻、沉、痛等症状，引发骨关节功能活动障碍，对日常生活带来诸多不便。由于颈椎病是一种慢性病，时发时止，时轻时重，所以不要抱着速战速决的想法，应根据病情的不同选取相应的治疗措施，通常是应用药物、针灸、按摩、饮食调养、运动锻炼等手段进行综合调治，缓解消除颈椎病之自觉症状，使之保持长期稳定是完全可以达到的。

09 颈椎病只是颈背部疼痛吗？

咨询：我的邻居张师傅患有颈椎病，整天嚷嚷颈背部疼痛。我最近一段时间总感觉颈背部疼痛、不舒服，昨天到医院就诊，经检查也患有颈椎病。听说颈椎病患者主要表现为颈背部疼痛，我是将信将疑。请问：颈椎病只是颈背部疼痛吗？

解答：这里首先告诉您，颈椎病不只是颈背部疼痛，确实还有其他症状。通常人们认为，颈椎病无非是出现颈背部疼痛，没什么了不起，殊不知颈椎上承头颅，下接躯干，神经血管交错密集，可谓“人体事故的多发地带”。颈椎一旦发生病变，必然会影响到心脑血管和中枢神经，引发颈源性疾病，称得上“牵一发而动全身”。颈椎病并不只是出现颈背部疼痛，颈椎病的临床表现是复杂多样的。

中老年人颈椎常出现不同程度的退行性变，可引起毗邻的神经、血管和脊髓受压，发生错综多变的症状，颈椎病就发生了。颈椎的前屈活动以 4~5 和 5~6 颈椎为中心，后伸活动以 4~5 颈椎为中心，而且下颈段在颈椎活动中所受的应力最大和较集中，故临床可见 4~5、5~6 和 6~7 颈椎椎间盘变性最早和最常发生。椎间盘遭受急、慢性损伤后产生损伤后修复反应，形成的骨赘与破坏的椎间盘组织和后纵韧带组成混合性突出物。其向后外侧突出时，压迫神经根，产生神经根压迫和刺激症状；向侧方突出时，压迫椎动脉或刺激交感神经，产生椎动脉供血不足的症状或交感神经症状；向后方突出压迫脊髓时，产生脊髓压迫症状；当突出物介于上述不同部位之间，同时压迫、刺激不同组织时，即可产生混合性症状。所以根据颈椎病发病机制和临床表现的不同将其分为神经根型颈椎病、椎动脉型颈椎病、交感型颈椎病、脊髓型颈椎病以及混合型颈椎病等不同类型。

在颈椎病中，还有一些并非罕见的类型，会出现一些似乎与颈椎病“风马牛不相及”甚至扑朔迷离的症状，如若不仔细分析，易出现误诊误治，诸如颈源性高血压、颈源性脑血管病、颈源性心绞痛、颈源性胃炎、颈源性吞咽困难等。由上可以看出，颈椎病并不只是出现颈背部疼痛，其临床表现是复杂多样的。医生在临床过程中应向患者详细询问病史，全面了解其症状、体征，结合辅助检查，综合分析，以确立正确的诊断，恰当地进行治疗，避免出现误诊误治。

10 为什么颈椎病的临床表现多种多样？

咨询：我近段时间总感觉颈肩部疼痛不舒服，经检查被诊断为颈椎病。我们单位的老张也患有颈椎病，他主要表现为头晕、左手指麻木。听说颈椎病的临床表现是多种多样的，我想了解一下其中的原因。请您告诉我：为什么颈椎病的临床表现多种多样？

解答：确实像您听说的那样，颈椎病的临床表现是多种多样的。颈椎病的表现复杂多样，不同颈椎病患者的症状、体征不尽相同。有的以脖子僵硬、活动受限、颈肩部疼痛为主；有的以上肢无力、手指麻木为主；有的头痛、头晕、恶心；有的下肢无力、步态不稳；还有的甚至瘫痪、大小便失禁；也有的上述几种症状兼而有之。

由于颈椎的解剖特点和颈椎病的病理改变，才造成了临床上颈椎病的表现复杂多样。不过，因为每个颈椎病患者病理改变的差异和影响程度的不同，某些症状往往相伴出现，并有一定的规律可循，所以临床上常根据颈椎病患者发病机制和临床表现的不同给予不同的分型，以便进行针对性的治疗。西医学一般将颈椎病分为颈型、神经根型、脊髓型、椎动脉型、交感神经型和混合型 6 种类型。

颈型颈椎病：颈椎局部或放射地产生颈部酸痛、胀麻等不适感，大约有半数患者由此可产生颈部活动受限或被迫体位，患者一般主诉头、颈、肩、臂部疼痛等异常感觉，并伴有相应的压痛点。

神经根型颈椎病：在临床上产生上肢无力、手指麻木、感觉异常等症状。

脊髓型颈椎病：分为中央型和周围型两种，中央型的发病是从上肢开始，向下肢发展，周围型的发病则是从下肢开始，向上肢发展，其临床表现主要为髓性异常感觉，运动、反射障碍，如下肢无力、抬步沉重感、跛行、腱反射亢进，甚至可出现痉挛性瘫痪、大小便失禁等。

椎动脉型颈椎病：以椎动脉供血不足为特征，以偏头痛、耳鸣、眩晕、视力减退、猝倒为主要临床表现，其旋颈试验阳性。

交感神经型颈椎病：可出现一系列交感神经反射性症状，如恶心、眼花、耳鸣、心动过速等，由于此型常与椎动脉型伴发，有时很难独立诊断。

混合型颈椎病：临床上常常有上述几型的症状混合存在，这种混合存在的现象使颈椎病的临床表现更为复杂。

11 落枕是怎么回事？

咨询： 我平时身体并没有什么不舒服，不知为什么昨天晚上睡觉时好好的，今天早上起来突然感觉颈部疼痛、僵硬，头部向左侧倾斜，颈部活动也明显受限了。我担心身体出现了大问题，可几位同事都说是落枕，无大碍。我想了解一下：落枕是怎么回事？

解答： 落枕是日常生活中常见的一种病症。绝大多数落枕患者是缘于睡眠姿势不良，枕头过高或过低，枕头软、硬度不当。当颈椎长时间处于过度偏转、过屈或过伸的固定位置时，颈部一侧的肌群就会处于过度伸展状态而导致痉挛，如果此时颈背部再受到风寒侵袭，则更容易造成颈背部气血凝滞、经络痹阻，使局部肌筋强硬不和，活动不利，出现颈项强痛、活动障碍等症状，落枕就发生了。

落枕是中医学的病名，也是人们对睡眠姿势不良致使颈项强痛、活动障碍的俗称，西医将这一颈部痉挛、强直、疼痛所致的头颈部转动失灵、活动障碍为主要症状的疾病称为斜方肌综合征或颈肩背部急性纤维组织炎。

落枕患者一般急性起病，通常临睡时尚无任何不适，但翌日晨起即感明显的颈部疼痛、僵硬，头部向患侧倾斜、下颌转向对侧，颈部活动受限，向患侧转头时则疼痛加剧，有一种特殊的颈项牵强姿势，转头时常和身体一同转动。严重时可波及斜方肌和肩胛提肌等背部肌肉，造成肩背部肌肉痉挛，疼痛涉及上背部和上肢。其局部皮肤外观无红肿，但触及患侧肌肉有紧张、发硬和明显压痛，可在患部触摸到因肌肉痉挛而产生的条索状硬结。

落枕虽然起病较急，但因为是单纯的肌肉痉挛，故较易恢复，轻者可在 3~5 日内自愈，重者则有可能延续数周，有的反复发作，甚至发展为颈椎病。因此，中老年人若经常反复落枕，常为颈椎病的前驱症状，应及时就诊。为了避免反复发作，对枕头、睡眠姿势等要及时采取措施，加以调整，同时也应避免头颈部的突然扭动等。

12 经常头晕与颈椎病有关系吗?

咨询：我今年 49 岁，近段时间时不时头晕、恶心，同时有天旋地转的感觉，我担心头部出了问题。家人听说不仅头部有问题会出现头晕，而且颈椎病也引起头晕，建议我到医院检查一下头部和颈椎。我要咨询的是：经常头晕与颈椎病有关系吗?

解答：这里首先告诉您，经常头晕不但是头部的问题，与颈椎病也有密切的关系。颈椎病是引起头晕的常见疾病之一，我们时常可以见到一些头晕患者自认为是颈椎病而找医生咨询、诊治，这些患者以女性居多，主要症状是头晕伴有旋转感，偶然有恶心和呕吐现象，而双上肢却没有明显的麻木和疼痛，行走也是正常的，其中有相当一部分患者感到脖子根发紧。这一群体的发病年龄在35~60岁之间，跨度很大，这些头晕患者难道都是颈椎病引起的吗？回答当然是否定的。

头晕与颈椎病有密切的关系，颈椎病易于引起头晕，但出现头晕者并不都是颈椎病患者。引起头晕的原因是复杂多样的，诸如脑动脉硬化、梅尼埃病、低血压、高血压、贫血、脑外伤综合征、神经衰弱、脑部肿瘤等均可引起头晕，颈椎病只是引起头晕诸多病因中的一种。在椎动脉型颈椎病中，由于骨质增生压迫了一侧或双侧的椎动脉，使大脑的供血受到影响而发生头晕。椎动脉作为大脑供血的一部分，当颈椎不稳定时，头颅的活动可能造成椎动脉痉挛出现头晕，而大部分病例并非完全是由于椎动脉的狭窄造成的，脑部的缺血不仅与脑动脉硬化有关，而且与全身血管硬化也有密切关系。

头晕患者不仅应到骨科就诊以排除颈椎病，还应找内科医生和五官科医生诊治，通过经颅多普勒、CT、脑电图、血常规、X线片等检查，分析是脑动脉硬化、梅尼埃病、低血压、高血压、贫血、神经衰弱，还是颈椎病、脑部肿瘤等诸多引起头晕疾病中的哪一种，以明确诊断，确立正确的治疗方法。

13 颈椎病患者手指麻木是怎么回事？

咨询：我最近总感觉右手中指和小指麻木不舒服，以为是血脂高了、脑血管出问题了。今天我到医院就诊，医生说颈椎病患者也容易出现手指麻木，建议在检查血脂、头颅 CT 的同时再检查一下颈椎。请问：**颈椎病患者手指麻木是怎么回事？**

解答：在临床中，有不少患者以手指麻木为主诉，以为是血脂高了、得了脑血管病而到医院就诊，经过检查发现，这当中有相当一部分患者手指麻木的根源不是高脂血症、脑血管病，而是颈椎病。颈椎病患者的手指麻木有一定的特征性，或是桡侧（拇指、食指或合并中指），或是尺侧（小指、无名指或合并中指），或是 5 个手指，有时不仅指尖发麻、感觉迟钝，甚至累及前臂、上臂，同时常伴有握力降低的现象。

颈椎病患者由于颈椎及其周围组织的一系列病理变化，如髓核突出或脱出，后方小关节骨质增生，钩椎关节的骨刺形成和小关节松动与移位，均可对脊神经根产生刺激、牵拉与压迫，导致脊神经根和周围组织的反应性水肿、根管狭窄及可能的根袖处粘连，出现手指麻木症状，这些病理变化相互影响，可使病程迁延、反复发作。在第 5~6 颈椎节，即第 6 颈脊神经根受累时，往往为前臂桡侧、拇指发麻；在第 6~7 颈椎节，即第 7 颈脊神经根受累时，可为食指、中指发麻；在第 7 颈 ~ 第 1 胸椎节，即第 8 颈脊神经根受累时，则可使小指、无名指有麻木感；若同时累及第5~6颈、第6~7颈、第7颈～第1胸椎节时，则可能5个手指均发麻。从解剖学来看，脊神经前根受压易发生肌力改变，后根累及则发生感觉障碍，在神经根型颈椎病患者中，多为两者并存，即手指麻木合并握力下降，这是由于在狭小的根管内，多种组织密集，力的对冲作用和局部的无菌性炎症使得前根和后根同时受累，只是因为感觉神经纤维的敏感性较高，在症状上更早一些表现而已。

神经根型颈椎病常出现手指麻木等症状。因为颈椎下段活动较大、较频，所以以手指麻木为主要症状的神经根型颈椎病发病率较高，并且各年龄组均可见到，性别间也无显著性差异。其症状可伴随病程逐渐加重，可因外伤、颈部过度活动、卧姿不良等诱因反复发作。神经根型颈椎病除了手指麻木、握力下降等症状外，还可有臂部的放射痛、上肢皮肤知觉改变、臂丛牵拉试验阳性、腱反射减弱或消失、大鱼际肌或骨间肌萎缩等其他症状和体征。

14 为什么有些颈椎病患者会出现下肢症状？

咨询： 我最近不仅颈肩部疼痛不舒服，还有下肢麻木、抬步沉重的感觉。经检查，医生说是颈椎病，有些颈椎病患者会出现下肢症状。颈椎病引发颈肩部疼痛这我理解，至于颈椎病出现下肢症状就不明白了。请问：为什么有些颈椎病患者会出现下肢症状？

解答： 在临床中我们时常可以见到，有些颈椎病患者除了颈肩部僵硬、疼痛不舒服等症状外，最明显的特征是伴有下肢无力、麻木、发紧、抬步沉重感等症状，甚至逐渐还会出现跛行、颤抖、步态摇晃、容易跌倒等。为什么颈椎病患者会出现以上下肢症状呢？这主要是颈椎病病理变化累及脊髓后的表现，即脊髓型颈椎病，特别是其周围型所特有的症状。

脊髓型颈椎病的发病原因主要有动力性因素、机械性因素以及血管性因素和先天性发育因素等 4 个方面。在动力性因素中，椎节失稳、松动，后纵韧带膨隆、皱褶，髓核后突和黄韧带肥厚前凸等突向椎管腔而致脊髓受压，不过这些情况可因体位的改变而消失；在机械性因素中，椎体后缘骨质增生，髓核突出或脱出后形成粘连、机化，可造成对脊髓的持续性压迫，或当颈椎活动时脊髓在凸出部位来回摩擦，均可使脊髓受压或受刺激而产生症状；脊髓的血液供应是保持脊髓完成各种复杂活动的重要基础，一旦某些血管因遭受压迫或刺激而出现痉挛、狭窄，相应支配区缺血，则可产生下肢无力、麻木甚至瘫痪等症状；另外，颈椎椎管矢状径先天性发育狭窄也是颈椎病患者出现下肢无力、麻木、发紧、抬步沉重感等症状不可忽视的原因。

下肢无力、麻木、发紧、抬步沉重感等下肢症状往往是脊髓型颈椎病的主要症状和早期症状，是由于上述病因对锥体束的直接压迫或局部血液供应减少、中断所造成的。若治疗不及时或治疗不当，有时可呈进行性加重，严重时可出现呼吸困难、大小便失禁、性功能丧失及痉挛性瘫痪等。当然，也有部分脊髓型颈椎病患者由于锥体束深部被累及而首先出现以上肢症状为主，然后才波及下肢。上肢症状主要为手的动作笨拙、细小动作失灵（穿针、写字困难）、手抓握功能降低、持物坠落等，同时脊髓型颈椎病还有生理反射异常、病理反射出现等体征。

15 什么是颈性眩晕？

咨询：我今年53岁，最近总感觉头晕、耳鸣，睡眠也变差了，曾到医院就诊，检查头颅、颈椎CT以及血脂、血糖等，都没有发现明显异常。听同事说有什么颈性眩晕，我还是第一次听说颈性眩晕。麻烦您给我讲一讲：什么是颈性眩晕？

解答：“颈性眩晕”并不是一个特定的疾病名称，而是指由于颈部某些疾病引起椎动脉供血不足或压迫神经所致的一类眩晕，而所谓“颈部某些疾病”又以颈椎病最为常见，故在一般情况下，“颈性眩晕”多被用来指颈椎病所致的眩晕。

颈性眩晕常见于交感神经型颈椎病及椎动脉型颈椎病。交感神经型颈椎病由于颈部交感神经受到病理性刺激，使分布于椎动脉壁的交感神经末梢过度兴奋，引起椎动脉痉挛，致使椎动脉供血不足，影响大脑基底动脉的血液供应而出现眩晕。椎动脉型颈椎病是颈性眩晕的另一个原因，由于椎动脉受到直接压迫性刺激，阻断了椎动脉的血流，造成了严重的大脑基底动脉供血不足，脑缺血而引起眩晕。

交感神经型颈椎病患者除颈椎有退行性改变外，影像学检查还可发现患者颈椎不稳，除了头晕，患者还常有头痛、耳鸣、阵发性视物模糊、眼裂大小不等、心悸、咽部异物感和鼻子干燥等，由于脊髓血管痉挛，还可出现一过性缺血和脊髓损害的症状和体征。椎动脉型颈椎病患者常会出现猝倒（患者突然晕倒，短时间内即可苏醒），这常常与颈部活动有密切关系。猝倒者多数是在行走中听到背后有人呼喊，回头一看时突然感觉下肢无力而倒地，倒地后头部位置回复，症状消失，马上就可以站起来。

颈性眩晕以头颈部位置性眩晕为特点，多在头颈部转动或侧屈到特定位置时发作，位置回复后症状消失。患者经 2~3 次发作后，对此有清醒的认识，非常警惕地回避这一特定的位置。在颈性眩晕中，多数为交感型颈椎病引起的，由椎动脉引起者相对较少，临床中不难诊断。不过，当椎动脉型颈椎病有椎动脉交感神经丛的作用参与其中，或与交感型颈椎病混合发生时，眩晕症状可以变得不典型，甚至异常复杂而难以鉴别。

16 什么是颈心综合征？

咨询： 我患有颈椎病，近段时间不仅头晕、颈肩部疼痛不舒服，还时不时出现胸闷、心悸、气短。我以为是冠心病心绞痛，今天到医院就诊，经检查医生说是颈心综合征。我知道颈椎病、冠心病，但没听说过颈心综合征。我要问的是：什么是颈心综合征？

解答： 颈心综合征是指中老年人颈椎退行性改变刺激压迫

了附近的脊神经根、交感神经和椎动脉等而引起的类似心脏病的综合征。颈心综合征常表现为胸闷、心悸、气短、心前区疼痛和压迫等，其症状类似于心绞痛发作。这种心前区疼痛和压迫感是因为颈部脊神经后根受到颈椎骨刺的刺激和压迫引起的，心悸多是由于颈椎骨质增生对交感神经产生压迫使椎动脉周围的交感神经受累造成的，因为其冲动向下扩散至心脏交感神经而引起冠状动脉供血不足。

颈心综合征有以下临床特点，此乃诊断颈心综合征的主要依据。①有明显的心悸、胸闷、心前区疼痛和不适感等。②伴有颈、肩、上肢和手部疼痛麻木以及头晕等症状。③心电图、超声心动、次级运动试验、药物负荷试验、动态心电图监测和生化检查等检查都除外心源性疾患。④可排除其他器官如胆囊、胃及十二指肠等疾患引起的类似心绞痛发作的症状。⑤颈椎 X 线片有明显退行性改变或异常。⑥对硝酸酯、β 受体阻滞剂、钙离子拮抗剂等药物无效，而按颈椎病治疗各种症状很快消失。

在中老年人中，如有类似心绞痛发作的症状，不能一概认定就是心绞痛，也应警惕是否是由于颈椎病引起的，可进一步检查心电图、颈椎 X 线片等，以明确诊断，防止误诊。

17 什么是颈型颈椎病？颈型颈椎病有哪些症状？

咨询： 我今年44岁，近段时间总感觉颈部僵硬、颈肩部疼痛不舒服，昨天到医院就诊，经检查被诊断为颈椎病。医生说属于颈椎病中的颈型颈椎病，以前我只知道颈椎病，没有听说过颈型颈椎病。请您告诉我：什么是颈型颈椎病？颈型颈椎病有哪些症状？

解答： 根据颈椎病患者发病机制和临床表现的不同，西医学通常将颈椎病分为颈型、神经根型、脊髓型、椎动脉型、交感神经型和混合型6种类型。颈型颈椎病是颈椎病的一种类型，也称局部型颈椎病，以出现颈项部疼痛为主要症状而得名。颈椎椎间盘退变，颈部肌肉、韧带、关节囊急慢性损伤，小关节错缝等，是颈型颈椎病的基本病因，临床上所谓的“落枕”或“失枕”，绝大多数属颈型颈椎病。一般认为颈项部疼痛以及反射性颈项部肌肉痉挛系由于颈椎发生退行性变，使椎间盘纤维环、韧带、关节囊及骨膜等组织的神经末梢受刺激所致，此型患者病程较长，反复发作或时轻时重，可持续数月以至数年。

颈型颈椎病在临床上较为常见，患者以青壮年为多，少数人可于45岁以后首次发病，大多属于椎管矢状径较宽者。发病多由于睡眠时头颈部位置不当、受寒，以及长期低头工作、体力活动时颈部突然扭转等而诱发。临床症状以颈部酸、胀、痛及不适感为主，头颈部活动时加剧，疼痛可累及颈部、肩部及上背部，严重时甚至向后头部及上肢扩散，疼痛常伴有颈部僵硬感，患者常诉说头颈不知放在何种位置为好，症状常于晨起、劳累、姿势不当及寒冷刺激后突然加重，个别病例上肢可有短暂的感觉异常。体格检查时可见头部向患侧倾斜，颈部生理性前凸变直，颈肌紧张及活动受限，患部常有明显的压痛点，如肌腱附着点、颈椎棘突等，一般无神经功能障碍的表现，X 线片等检查见颈椎曲度改变或椎间关节不稳等，呈现轻度或中度颈椎病改变。

18 什么是神经根型颈椎病？神经根型颈椎病有哪些临床特征？

咨询：我近段时间总感觉颈肩部僵硬、疼痛，颈后伸及向左侧活动时疼痛加重，医生怀疑是神经根型颈椎病，建议检查颈部磁共振。我是第一次听说神经根型颈椎病，想进一步了解一下。请问：什么是神经根型颈椎病？神经根型颈椎病有哪些临床特征？

解答：神经根型颈椎病因颈椎的退行性变，刺激、压迫神经根，引发疼痛不适、上肢无力、手指麻木、感觉异常等症状而得名。神经根型颈椎病的发病率最高，通常是因为后侧方突出的椎间盘以及椎体后缘骨赘特别是钩椎关节增生突向椎间孔，刺激或压迫神经根而发病。病变侵犯下颈椎较多，可为单侧发病，也可双侧发病，主要症状是疼痛，疼痛多为绞痛、钝痛或灼痛，还可出现颈部功能障碍，表现为与脊神经根分布相一致的感觉、运动及反射障碍。

神经根型颈椎病是中老年人的常见病、多发病，男性多于女性，重体力劳动者多于非体力劳动者，可为急性发病，也可因轻度扭伤或长时间低头工作而诱发。临床症状以颈后和肩背部疼痛为主，轻者为持续性酸痛、隐痛，重者为阵发性剧烈疼痛，疼痛可向上肢放射，颈部僵硬或向健侧倾斜，颈部活动受限，颈后伸或向患侧旋转时疼痛加重，咳嗽、大小便时疼痛也可加重。多数患者还常有患肢沉重无力、麻木或如虫爬等异常感觉，持物不稳。部分患者还可头痛、耳鸣、内耳痛或吞咽困难。体格检查时可见颈部僵硬，活动受限，于颈椎下部棘突、患侧横突及肩胛骨内上角处有压痛，有时胸大肌处有压痛，臂丛牵拉试验、压头试验及感觉改变试验常呈阳性，腱反射可减弱或消失，神经根受压后其所支配的肌肉可出现无力或萎缩。X 线片等检查见颈椎生理前凸消失或呈相反之弧形，椎间隙变窄，椎体后缘有增生骨赘，有时有钩椎关节骨质增生和神经孔变窄。

19 什么是脊髓型颈椎病？脊髓型颈椎病有怎样的临床表现？

咨询：我今年50岁，患颈椎病已有一段时间，正在进行牵引治疗。我知道颈椎病有多种类型，比如我是颈型颈椎病，我朋友是神经根型颈椎病，听说还有脊髓型颈椎病。我要咨询的是：**什么是脊髓型颈椎病？脊髓型颈椎病有怎样的临床表现？**

解答：您说的没错，颈椎病有多种类型，脊髓型颈椎病就是颈椎病诸多类型中的一种。脊髓型颈椎病是由于颈椎椎间盘突出、椎体后缘骨刺、椎体移位、黄韧带肥厚、脊髓损伤等因素造成脊髓受压和缺血，引起脊髓传导功能障碍，表现为感觉及运动反射障碍的一类颈椎病。脊髓型颈椎病以慢性进行性四肢瘫痪为主要特征，在颈椎病中，脊髓型颈椎病虽然较为少见，但因其是多节段病变，很少有神经根症状，且多以“隐性”形式发展，故易误诊为其他疾病而延误治疗时机，临床中应给予高度重视。

脊髓型颈椎病的好发年龄为40~60岁，男性多于女性。其临床症状较多，一般先从下肢无力、发紧、发麻、抬腿有沉重感等开始，逐渐出现跛行、易跪倒（或跌倒）、足尖不能离地、步态笨拙及有束胸感等症状，随后出现一侧或双侧上肢麻木、手握力减弱、持物容易坠落、肌肉萎缩。严重者可发展至四肢瘫痪、大小便失禁、小便潴留，甚至卧床不起。体格检查见颈部活动受限，牵拉试验、压头试验及棘突压痛等均不明显，肢体远端常有不规则感觉障碍区，腱反射亢进、肌张力增高，可有踝及髌阵挛。X 线片等检查多显示椎管矢状径狭窄、骨质增生、椎节不稳及梯形变，影像学证实存在脊髓压迫。

20 什么是椎动脉型颈椎病？椎动脉型颈椎病有怎样的临床表现？

咨询：我今年 57 岁，最近总感觉头晕头沉，经检查被诊断为椎动脉型颈椎病。以前我知道颈椎病，至于什么是椎动脉型颈椎病、椎动脉型颈椎病有怎样的临床表现就不清楚了。我想了解一下：什么是椎动脉型颈椎病？椎动脉型颈椎病有怎样的临床表现？

解答：椎动脉型颈椎病又称缺血型颈椎病，是在动脉粥样硬化的基础上，由于颈椎椎间盘退行性变和骨质增生，向后外方突出的椎间盘、钩椎关节或椎体骨刺直接压迫或刺激椎动脉，使椎动脉扭曲、痉挛或受压，引起椎动脉供血不足，从而产生偏头痛、耳鸣、眩晕、视力减退甚至猝倒等症状的一类颈椎病。

椎动脉型颈椎病好发于 40~60 岁的中老年人，主要表现为位置性眩晕、视觉障碍、头痛、头面部和肢体感觉运动障碍、恶心呕吐、意识障碍和猝倒，在猝倒后因颈部位置改变而多数能立即清醒，并能很快爬起来继续活动。体格检查常见患者颈部活动受限，颈部旋转或后伸活动可引起眩晕、恶心或心悸等症状，后颈部触诊常查到患椎向一侧呈旋转移位，棘突及移位的关节突关节部位压痛明显。X 线片检查可发现钩椎关节增生、椎间孔狭小或椎骨畸形、椎节不稳（梯形变）等。椎动脉造影可有椎动脉压迫性扭曲、变细，脑血流图及经颅多普勒检查均有椎动脉供血不足之现象。

21 什么是交感神经型颈椎病？交感神经型颈椎病的主要症状有哪些？

咨询：我最近总感觉头晕、耳鸣，还时不时心慌，曾去药店买缓解症状的药物，结果药没少吃，效果一直都不太好。今天到医院就诊，经检查，医生说是交感神经型颈椎病。请您给我介绍一下：什么是交感神经型颈椎病？交感神经型颈椎病的主要症状有哪些？

解答：交感神经型颈椎病是颈椎病诸多类型中的一种，因椎间盘退变，刺激或压迫颈部交感神经纤维，引发头晕、眼花、恶心、耳鸣等一系列交感神经反射性症状而得名。交感神经型颈椎病多发生在 40 岁以上的中老年人，年龄的增长和机体抗病能力的减弱，加之颈部劳损、外伤或局部感受风寒湿邪，均可使颈椎椎间盘退行性变或颈椎骨关节退变，引起旋转移位，也可因颈部软组织慢性积累性劳损，炎症刺激或压迫颈部交感神经纤维，引起一系列反射性症状。

交感神经型颈椎病主要症状表现为头晕、眼花、耳鸣、手麻、心动过速、心前区疼痛等一系列交感神经反射性症状。交感神经型颈椎病可与神经根型颈椎病合并存在，其症状最为复杂，累及的范围也特别广泛，包括患侧的上半部躯干、头部及上肢，其中较常见的症状有疼痛和感觉异常，血管运动、腺体分泌和营养障碍以及内脏功能紊乱等。如出现眼睑无力、视力模糊、瞳孔扩大、眼胀痛、流泪；头痛、偏头痛、头晕、枕颈部痛；心动过速或过缓，血压升高；四肢厥冷，局部体温下降，肢体遇冷时出现针刺感，继而红肿疼痛，也可有血管扩张现象，出现手指发红、发热等，还可有一侧肢体的多汗或少汗；也可出现耳鸣、耳聋、眼球震颤；有时可有三叉神经出口处疼痛、压痛，枕大神经痛，舌下神经功能障碍等等。X 线片显示有颈椎失稳或退变，椎动脉造影阴性。以上症状往往彼此掺杂，合并发生。

22 混合型颈椎病在临床中多见吗？有什么临床特点？

咨询：我近段时间总感觉颈部僵硬、颈肩部疼痛不舒服，经检查被诊断为颈型颈椎病。我知道颈椎病有颈型颈椎病、神经根型颈椎病、脊髓型颈椎病等诸多类型，听说还有什么混合型颈椎病。我要问的是：混合型颈椎病在临床中多见吗？有什么临床特点？

解答：这里首先告诉您，混合型颈椎病在临床中比较多见。在临床中，常常有颈椎病患者两型或两型以上的症状和体征混合存在，此即为混合型颈椎病。如脊髓型与神经根型两者同时存在，神经根型与椎动脉型混合，也有脊髓型、神经根型与椎动脉型三者混合的颈椎病，这种不同证型颈椎病混合存在的现象使颈椎病的临床表现更为复杂。

混合型颈椎病在临床中较为常见，其主要原因是神经根、椎动脉、交感神经纤维、颈段脊髓等组织在解剖上密切联系，当椎间盘向后侧突出时，常同时压迫两种或两种以上的组织，如同时压迫颈神经根和交感神经即为神经根交感型颈椎病，同时压迫颈脊髓和神经根即为脊髓神经根型颈椎病。有时颈椎后缘骨赘向前突出可压迫脊髓，两端可压迫神经根或椎动脉，临床上可出现截瘫或四肢瘫痪，以及出现病变水平的神经根受累的症状并有椎动脉缺血的表现。因此，从解剖和病理上看，多种组织混合受累是绝对的，而单纯的神经根、椎动脉或脊髓受累是相对的。混合型颈椎病的临床症状较为复杂，不过通常也常是以颈项部麻木疼痛、僵硬不适以及活动受限为突出表现。

23 食管压迫型颈椎病患者为什么会出现吞咽困难？

咨询： 我今年53岁，患有颈椎病，最近一段时间不仅头晕、颈肩部疼痛不舒服，同时吃饭还感觉吞咽困难。我以为是食道出了问题，到医院检查，医生说是食管压迫型颈椎病，我是半信半疑。请您给我讲一讲：食管压迫型颈椎病为什么会出现吞咽困难？

解答： 食管压迫型颈椎病除了有颈肩部酸沉疼痛、僵硬不适等颈椎病的常见症状外，主要是吞咽困难，造成吞咽困难的病理基础是颈椎椎体前缘的骨刺形成。当颈椎椎间盘退变向前突出，造成前纵韧带及骨膜下的撕裂、出血、机化、钙化时，则最后可在颈椎椎体前缘形成骨刺。当然，因为颈椎椎体的前方为疏松结缔组织和富有弹性的食管，中间的缓冲间隙较大，所以即使颈椎椎体前缘形成骨刺也未必一定会产生吞咽困难。但在下列情况下则容易产生：①颈椎椎体前缘骨刺过大，并超过椎体前间隙及食管本身所能承受的缓冲与代偿能力时。②骨刺生成迅速，这时即使骨刺较小，但周围的软组织来不及适应和代偿，也容易因为局部平衡失调而产生症状。③食管本身就存在炎症或其他异常情况，也容易在较小体积的骨刺时产生症状。④位于比较特殊的解剖位置，如第6颈椎处，此处为隔膜部食管，与环状软骨较为固定，故较小的骨刺也可引起症状。

吞咽困难早期，可表现为吞咽硬质食物时困难及食后胸背后有异常感，如烧灼、刺痛等，逐渐可影响软食和流食的进食。吞咽困难的程度可分为 3 度，轻度为早期症状，表现为颈部后伸时症状出现，颈部前屈时其症状消失；中度为吞咽硬质食物时困难，但可吞咽流食和软食；重度为仅可进水或汤。其中以中度吞咽困难较为常见，且多伴有脊髓、脊神经根或椎动脉受压的症状。

食管压迫型颈椎病在 X 线侧位片上可显示椎体前缘的骨质增生，典型者可呈鸟嘴样，好发部位为第 5~6 颈椎，其次为第 6~7、第 4~5 颈椎。食管钡餐检查可清晰显示食管受压的部位和程度，食管受压的程度除了与骨质增生的大小成正比外，还与颈椎的活动有关。颈椎前屈时，食管处于松弛状态，钡剂容易通过；后伸时食管处于紧张与被拉长状态，钡剂则不容易通过。

24 颈椎病患者为什么有时会出现一些特殊症状？

咨询：我患有颈椎病，正在进行牵引治疗。以前总以为颈椎病的主要症状是颈肩部疼痛不舒服，今天从报纸上看到颈椎病患者有时还会出现一些特别症状，比如血压不稳、听力障碍、乳房疼痛等。请问：颈椎病患者为什么有时会出现一些特殊症状？

解答：有相当一部分颈椎病患者和您一样，总以为颈椎病的主要症状是颈肩部疼痛不舒服，其实这种看法是片面的。颈椎病通常以颈项、肩背部酸沉、疼痛、麻木不适为主要临床表现，不过有一些颈椎病患者除了上述症状之外，还会出现血压升高或降低、心绞痛、心律失常、视野缩小、听力障碍、乳房疼痛等特殊症状，这些症状有时被称为“颈性血压异常”“颈性心绞痛”等，使得本来就复杂多样的颈椎病的临床表现更显得扑朔迷离。由于这些特别症状有时可由其他各种各样的疾病引起，所以在考虑是否由颈椎病引起时，首先要经过详尽、细致的病史询问，仔细的体格检查，以及 X 线片、CT 等必要的辅助检查，反复分析，鉴别之后方可下结论。

一般而言，这些症状往往伴有颈椎病的其他症状和体征，X 线片上有较为典型的颈椎病表现，症状的产生和严重程度与头颈部的活动、位置、颈椎病的轻重程度有较密切的关系，而反过来产生这些症状的本身脏器并无明显的器质性疾病，也无其他原因可循，例如“颈性视力障碍”单纯眼科检查一般查不出原因，眼部症状与颈椎病症状相继出现，两者病情变化关系密切，眼科治疗手段无效，而这种症状与头颈部姿势改变有明显关系，头颈部在某一种特殊位置时眼部症状和颈椎病症状可同时缓解，而其他姿势时则可能两者均加重，按照颈椎病治疗视力可有不同程度的改善。

颈椎病的这些特殊症状往往与颈椎病的病理改变有密切关系。血压异常往往是颈椎病所致椎 - 基底动脉供血不足，颈部交感神经受到刺激引起；心绞痛则是因为颈椎病刺激心脏交感神经或支配横膈及心包的第 4 颈神经根受累所致；视力障碍则与颈椎病造成的自主神经功能紊乱、椎 - 基底动脉供血不足有关；乳房疼痛则可能为支配的神经根受累产生。

过去，血压升高或降低、心绞痛、心律失常、视野缩小、听力障碍、乳房疼痛等这些特殊症状很少被考虑为颈椎病的症状，往往仅是在颈椎病治疗过程中缓解了才被认识。近年来，随着对颈椎病的进一步研究和深入探讨，这些特别症状才逐渐被重视，从而避免了许多诊断、治疗上的弯路。当然，值得再次提醒的是，在出现上述症状时，切不可轻易下颈椎病的诊断，必须及时排除引起上述症状的其他疾病，做好鉴别诊断，以防误诊误治。

25 为什么颈椎病患者容易出现眩晕症状？

咨询： 我患有颈椎病，不仅颈肩部疼痛不舒服，还时常眩晕。我同学张某也患有颈椎病，他的主要表现就是眩晕。我还咨询了其他颈椎病患者，绝大多数都有眩晕的表现，似乎颈椎病患者容易出现眩晕。请您告诉我：为什么颈椎病患者容易出现眩晕症状？

解答： 的确，颈椎病患者容易出现眩晕。有不少颈椎病患者有眩晕症状，症状发作时可有旋转、摇晃等感觉，而且眩晕的发生、发展及加重与颈部活动或姿势改变有直接关系，尤其是在突然转头或颈部旋转时诱发或加重，转向某一侧易导致发作，而转向对侧则能缓解症状，所以有人将这种眩晕称之为一过性眩晕。严重的患者甚至可以产生猝倒现象，猝倒发生前多无任何先兆，患者常处于某一体位，头颈转动时突然感到头昏、头痛，两下肢随即发软无力而跌倒在地，在发作过程中无意识障碍，跌倒后可自行爬起。

眩晕是椎动脉型颈椎病的一个主要症状。要了解椎动脉型颈椎病为什么会发生眩晕症状，就必须从椎动脉的解剖说起。椎动脉自锁骨下动脉发出后，分 4 段经枕骨大孔进入颅腔，第 1 段（颈段）为自锁骨下动脉发出至进入横突之前的部分，第 2 段（椎骨段）为穿经颈椎横突孔的部分，第 3 段（枕段）为自寰椎横突孔穿出至进入颅内部分，第 4 段（颅内段）为其进入颅腔的部分。双侧椎动脉供给大脑的血流量占总数的 10%~15%，供给脊髓、脊神经根等组织的血流量约占总数的 90%。颈椎屈伸时对椎动脉张力影响不大，不会引起供血障碍，但在向一侧旋转和侧屈时，因增加了该侧椎动脉的张力，以致供给大脑的血流量减少，此时正常人可由另一侧椎动脉代偿以保证大脑、脊髓、脊神经根等的正常血液供应，而椎动脉型颈椎病患者则可能由于动力性因素、机械性因素、血管性因素等原因，使患侧椎动脉的代偿能力丧失而产生眩晕。

当然，眩晕并非椎动脉型颈椎病所独有，耳鼻咽喉科、神经内科、眼科等许多疾病也可出现眩晕症状，如耳源性眩晕、脑源性眩晕、眼源性眩晕、外伤性眩晕及神经官能症等，加之椎动脉其余任何一段病变缺血也可引起眩晕症状，且许多症状又易与其他多种疾病相混淆，所以确诊椎动脉型颈椎病需慎之又慎。

26 颈椎病的主要物理检查方法有哪些?

咨询： 我最近一段时间总感觉颈部僵硬、颈肩部疼痛不舒服，家人怀疑是得了颈椎病，建议我到医院检查一下。听说颈椎病不仅有 X 线片、CT 及磁共振检查，还有很多物理检查方法，我想了解一下：颈椎病的主要物理检查方法有哪些?

解答： 颈椎病的检查方法有很多，不仅有 X 线片、CT 及磁共振检查，还有物理检查方法。颈椎病患者的物理检查方法较多，主要有压痛点检查、颈椎活动范围检查、颈椎的特殊试验检查等。

（1）压痛点检查：包括棘突间压痛、椎旁压痛和其他部位的压痛检查。

①棘突间压痛：即在上、下棘突之间凹陷处有压痛。棘突间压痛对颈椎病的定位关系密切，尤其是早期压痛点的位置，往往与受累的椎节相一致，后期则因椎间关节周围韧带钙化、骨刺形成而不明显。

②椎旁压痛：即在棘突两侧 1~1.5 厘米处有压痛。检查时沿棘突两旁由上而下、由内及外按顺序进行，椎旁压痛点多见于下段颈椎横突与第 1、第 2 颈椎旁，基本上沿斜方肌走行，通常反映脊神经受累。

③其他部位的压痛检查：肩部附近的压痛，表示肩部受累；锁骨上窝的压痛，多见于前斜角肌综合征；乳突和枢椎棘突之间的压痛，多提示枕大神经受累。

（2）颈椎活动范围检查：可通过颈部前屈、后伸、旋转与侧屈活动，用量角器测量后，根据正常活动范围，判断是否有活动受限。一般神经根型颈椎病、颈型颈椎病患者的颈椎屈伸和旋转活动易于受限。

（3）颈椎的特殊试验检查：包括前屈旋颈试验、椎间孔挤压试验和椎间孔分离试验、臂丛牵拉试验、旋颈试验等。

①前屈旋颈试验：先让患者头颈部前屈，然后向左、右方向旋转活动，如果颈椎出现疼痛即属阳性。阳性结果一般提示颈椎小关节有退变。

②椎间孔挤压试验和椎间孔分离试验：椎间孔挤压试验又称压头试验，具体操作方法为先让患者将头向患侧倾斜，检查者左手掌心向下平放于患者头顶部，右手握拳轻轻叩击左手背部，使力量向下传递，如有神经根损伤则会因为椎间孔的狭小而出现肢体放射疼痛或麻木感觉，此为阳性。椎间孔分离试验又称引颈试验，与椎间孔挤压试验相反，若疑有神经根性痛，可让患者端坐，检查者两手分别托住其下颌，并以胸或腹部抵住其枕部，渐渐向上牵引颈椎，以逐渐扩大椎间孔，如上肢麻木、疼痛等症状减轻或颈部出现轻松感，则为阳性。神经根型颈椎病患者一般两者均为阳性。

③臂丛牵拉试验：患者取坐位，头稍前屈并转向健侧（颈部无症状侧），检查者立于患侧，一手抵于患侧头颈部，并将其推向健侧，另一手握住患者的手腕将其牵向相反方向，如患者肢体出现麻木或放射痛时，则为阳性，表明有神经根型颈椎病

的可能。

④旋颈试验：旋颈试验又称椎动脉扭曲试验，主要用于判定椎动脉状态，具体操作方法为患者头部略向后仰，做向左、向右旋颈的动作，如出现眩晕等椎－基底动脉供血不足的症状时，即为阳性。因为该试验有时可引起患者呕吐或猝倒，故检查者应密切观察，以防意外。

27 颈椎病 X 线片检查的指征和诊断意义有哪些？

咨询：我今年 48 岁，近段时间总感觉颈肩部疼痛不舒服，怀疑是得了颈椎病。今天到医院就诊，医生建议做 X 线片检查。听说颈椎病 X 线片检查是有一定指征和诊断意义的，我想了解一下。请问：颈椎病 X 线片检查的指征和诊断意义有哪些？

解答：颈椎病的诊断除了根据其症状及医生检查得到的阳性体征外，X 线片检查是必不可少的。X 线片检查常作为确诊颈椎病的常规检查，对鉴别诊断、选择治疗措施、观察疗效和判定预后均有一定的帮助，所以怀疑颈椎病的患者通常都要做 X 线片检查。在 X 线平片上可见椎体、附件和小关节有无增生肥大，关节面与椎体边缘有无硬化增生和骨赘形成，可以观察颈椎曲度、椎管及椎间隙大小等。

在出现以下情况时，患者应做 X 线片检查：①原因不明的慢性颈肩痛，尤其是年龄在40岁以上以及长期从事伏案工作者。②40岁以后，有反复发作性枕部痛或偏头痛，且伴有视物模糊、眼胀、颈部活动时加重者。③因有颈脊神经分布区皮肤感觉异常，疑似为“脊髓空洞症”，但发病年龄在40岁以上且有颈神经根痛者。④有慢性头晕、头昏、耳鸣等症状且与颈部活动有关者，有猝倒发作但无低血糖、严重房室传导阻滞者。⑤疑似是颈源性高血压、颈源性脑血管病、颈源性心绞痛、颈源性胃炎、颈源性吞咽困难的患者。⑥下肢无力逐渐加重，经医生检查尚未找到原因者。⑦临床曾诊为“侧索硬化”而病程为间歇性发展或有颈椎外伤史者。⑧从高处坠落，曾有短暂昏迷，醒后出现颈部活动受限及放射性颈肩部疼痛者。

颈椎不同体位的X线片有其各不相同的诊断意义。①颈椎侧位片：颈椎侧位片为首选摄片位置，可观察颈椎曲度、前后椎体骨赘、椎间隙、椎体脱位、椎体融合、棘突畸形、椎管前后径大小，同时可观察后关节错位及钩椎关节骨赘，当然通常需结合斜位摄片。②颈椎正位片：颈椎正位片可观察棘突有无偏歪、寰枢关节有无脱臼、齿状突有无骨折或缺失（必要时进行张口位摄片）、钩椎关节有无骨赘、椎间隙有无狭窄及有无颈肋、横突肥大等。③左右斜位片：左右斜位片可以观察椎间孔是否缩小及其缩小的原因。④功能位片：如有必要，颈椎病患者还需拍摄颈椎过屈位、过伸位片等，以动态观察不同位置骨质增生及有无颈椎各部位畸形等。

28 颈椎病 X 线片为什么有时与临床表现不相符合？

咨询： 我患有颈椎病，正在牵引治疗。我知道 X 线片是颈椎病常用的检查，对明确诊断、选择治疗措施很有帮助。听医生说有时 X 线片的情况与临床表现并不相符合，这我就不明白了。我要咨询的是：颈椎病 X 线片为什么有时与临床表现不相符合？

解答： 的确，X 线片检查是颈椎病常用的检查，对明确颈椎病的诊断、选择治疗措施、观察疗效和判定预后均有一定的帮助。作为一般规律，颈椎病的临床表现和 X 线片上的变化通常是相互对应的，但是在临床实际工作中，有时也会出现 X 线片变化与临床表现不相符的现象，比如某些患者具有明显的步态不稳，而 X 线片上却未显示相应的椎体后缘骨质增生；有的上肢有疼痛、麻木的感觉，而 X 线片上椎间孔并无狭窄；还有的头晕症状明显，而 X 线片上钩椎关节骨质增生不明显等。颈椎病 X 线片上的变化为什么会与临床表现不相符合呢？

首先是由于 X 射线本身的特点，X 射线对骨组织等高密度组织分辨较为清晰，而对某些组织如韧带等软组织显影就相对不明显。例如，刺激或压迫脊髓、脊神经根，并可产生明显临床症状的髓核突出或脱出，黄韧带和后纵韧带纤维化、肥厚、硬化等，在 X 线片上则有可能表现不明显。此外，由于水肿、肿胀、渗出、粘连等反应性炎症刺激和压迫脊神经根产生上肢疼痛等症状，在X线片上也不一定能表现。本身有动脉硬化，或是因自主神经系统原因，也可对椎动脉型颈椎病“雪上加霜”，而使症状较严重，但X线片上钩椎关节骨质增生不明显。相反，单纯的骨质增生若未累及脊髓、神经、血管，也可无症状，而造成临床表现与X线片上的变化相矛盾。

当然，对于这种矛盾现象并不是难以解决的，除了X线片，通过系统询问病史，全面的物理检查及借助于较先进的医疗仪器，如CT、磁共振成像等检查，加以综合分析，对颈椎病的诊断及分型并不是很困难的事。

29 颈椎病患者在什么情况下需要做CT检查?

咨询：我最近总感觉颈肩部僵硬、疼痛，颈后伸及向右侧活动时疼痛加重，经X线片检查诊断为颈椎病。医生建议再做CT检查，既然已经确诊，为什么还要检查，我不太明白。请您给我介绍一下：颈椎病患者在什么情况下需要做CT检查?

解答：医生是根据病情的需要做辅助检查的，CT检查与X线片检查相比有其显著的优越性，对于颈椎损伤、颈椎病及肿瘤的诊断具有独到的作用。

CT是电子计算机放射线断层扫描的简称。CT检查是利用 X 线对检查部位进行扫描，并经过电子计算机处理，构成被检查部位的横断面图像，可供直接阅读，也可应用照相机拍摄保存。

CT 早期主要用于颅脑部位疾病以及腰椎、颈椎、四肢等骨性结构的检查，随着研究的深入，现已广泛应用于胸部、腹部等全身各部位的检查。CT 具有较高的分辨率，能够清晰地显示各断层的骨性和软组织结构，对于颈椎损伤、颈椎病及肿瘤的诊断具有独到作用，对颈椎椎管狭窄、颈椎椎间盘突出等引发的颈椎病有较高的诊断价值。

一般认为，颈椎病患者为了通过鉴别诊断以明确诊断、为了明确病变的范围，以及为了更准确地显示颈椎病变的情况时，应及时做 CT 检查。

（1）为了鉴别颈椎椎管内本身脊髓的病变和占位性病变，CT 扫描可做清晰的显示，诊断率较高。

（2）多个节段的颈椎病变，其病变范围从临床神经系统检查难以确定，CT 可明确病变上下界限。

（3）颈椎外伤，尤其是无明显骨折脱位的微小损伤或椎间盘损伤或突出，在普通 X 线片上难以发现时，CT 可提示损伤的部位及状况。

（4）X 线片只可显示颈椎之横突而不能显示横突孔，CT 检查可显示颈椎横突孔，以帮助观察颈椎椎动脉受压的情况。

（5）作为颈椎动态和生物力学的研究方面，CT 可以从水平结构的变化探查椎管矢状径的变化及其他结构的动力学状况。

30 颈椎病患者如何做磁共振检查?

咨询: 我今年47岁,近段时间不仅颈肩部疼痛不舒服,右手指还时不时麻木。村里医生怀疑是得了颈椎病,建议到医院做磁共振检查。我听说过磁共振检查,但不知道如何做磁共振检查。麻烦您给我讲一讲:颈椎病患者如何做磁共振检查?

解答: 磁共振(MRI)是继CT之后的又一种新型的影像学检查手段,是疾病诊断方法在20世纪80年代中重要的技术革命,现已广泛应用于临床。磁共振检查是利用人体组织细胞的磁性成像诊断疾病的。人体中包含着无数原子核,其中70%为氢原子核,每一个氢原子核带有一个正电荷,一般情况下,带有正电荷的氢原子核不仅本身高速自转,同时还沿着某一平面做旋转运动,通常这种旋转运动的方向是杂乱无章的,但当外加一定强度的磁场时,氢原子核沿平面旋转方向变为完全相同,从而出现共振,产生回波,磁共振成像的原理正是在人体周围外加一个强磁场,并将人体内共振所产生的回波用接收器接收并输入电子计算机系统进行处理,最终转变为图像。

脊柱和脊髓的磁共振检查有比较多的特点和优势,其中以高软组织分辨能力和矢状切面的使用为重要。磁共振成像能非常清晰地观察各个椎体、椎间盘的髓核和纤维软骨环,以及其他附件、前后纵韧带等，并可直接看到椎间盘突出，显示其继发的椎间盘变扁、椎间隙变窄、髓核突入椎管等征象，其定位、定性均很准确，对颈椎病的诊断很有帮助。

颈椎病通过磁共振检查，可清晰显示其病变。当颈椎椎间盘退变后，其信号强度也随之降低，无论在矢状位或横切面，都能准确诊断椎间盘突出。椎间盘突出部分与残余的髓核显示出同等信号强度，而在同一水平的脊髓对于任何节段的半脱位或脱位，磁共振成像也均能很好地显示。磁共振成像也是评价椎间隙感染最具敏感性与特异性的方法，在有椎间隙感染存在时，T_1 加权图像上椎体和椎间盘信号强度减弱，同时邻近的终板的椎间盘界线消失，T_2 加权图像上近邻椎体信号加强，椎间盘本身亦为一个信号增强的异常结构。

磁共振在颈椎病的诊断中，不仅能显示颈椎骨折和椎间盘突出向后压迫硬脊膜束的范围和程度，还能反映脊髓损伤后的病理变化。脊髓内出血或实质性损害一般在 T_2 加权图像上表现为暗淡或灰暗影像；脊髓水肿常以密度均匀的条索状或梭形信号出现；脊髓实质性损害与水肿并存时，则可能显示出中央低信号、周围高信号区的混合性成像。

31 为什么颈椎病患者有时还需做肌电图检查？

咨询： 我最近总感觉颈肩部疼痛不舒服，经X线片检查被诊断为颈椎病，听说颈椎病除X线片、CT等检查，有时还需做肌电图检查。做X线片、CT检查我理解，做肌电图检查就不明白了。我想知道：**为什么颈椎病患者有时还需做肌电图检查？**

解答： 的确像您听说的那样，颈椎病患者除X线片、CT等检查，有时还需做肌电图检查。肌电图是记录人体神经肌肉活动过程中生物电流变化的专门技术，当神经肌肉发生变性时，肌肉的生物电位活动、神经传导过程、神经和肌肉对电刺激的反应都会发生变化。由于肌电图检查多以针电极进行，因此也称之为针极肌电图。

检查时在拟检查肌肉的相应体表部位作常规消毒，把已消毒的针电极插入肌肉，引出插针时、肌肉松弛时和肌肉作随意运动时的肌肉生物电活动，通过肌电图仪的放大、显示、监听、记录等步骤，显示出一定的波形，结合临床分析，不但能够精确地区分下运动神经元疾病的部位和性质，而且对于肌肉的无力和麻痹、萎缩与异常收缩以及感觉的过敏和缺失、疼痛等症状和体征能够提供客观的材料，以判明病变的程度，估计恢复的情况，推测最终结果。

不论是神经根型颈椎病还是颈椎椎间盘突出症，都可使神经根长期受压而发生变性，肌电图检查可根据其受累的外周肌肉、神经做出明确的定位诊断。近年来，肌电图技术发展迅速，不仅在辅助诊断方面发挥了日益重要的作用，如经颅磁刺激运动诱发电位测定和脊髓诱发电位测定可以对脊髓型颈椎病的脊髓损害做出直接的诊断，并可为预后估计提供参考，而且在颈椎手术的术中监护方面也有了巨大的进步，所以，颈椎病患者出现神经肌肉损伤症状时，均需根据情况进行肌电图检查。当然，肌电图和诱发电位是对疾患的功能性检查，它不同于X线片、CT片等影像学的形态检查，临床中应结合应用，综合分析，全面考虑。

32 医生根据什么诊断颈椎病？

咨询：我今年55岁，近段时间总感觉颈部僵硬、颈肩部疼痛，颈后伸及向左、右侧活动时疼痛加重。今天我到医院就诊，经CT检查被确诊为颈椎病。我知道医生诊断疾病是有其根据的，麻烦您给我介绍一下：医生根据什么诊断颈椎病？

解答：颈椎病病程较长，病理变化较多，临床表现复杂多样，不同的颈椎病患者的症状、体征不尽相同，所以医生并不是一听到患者有颈项肩背部疼痛不适，就盲目下颈椎病的结论。医生在诊断颈椎病时，要通过全面、细致的检查，甚至要选择一定的特殊检查方法，结合临床症状、体征，综合分析，鉴别诊断，才能确诊。

医生接诊后，首先要详细询问病史。包括病因，有无外伤史，首发症状的性质、时间，症状的演变过程，以及曾经接受过的治疗和疗效等。特别是首发症状的性质和特点、症状演变过程，对诊断和鉴别诊断有很大帮助。例如早晨起床后颈部疼痛，活动后减轻，同时伴有腰部疼痛的，一般考虑为骨质增生性改变所致；颈部有不适感或酸痛，可能表明颈椎椎间盘退变；一侧上肢麻木或由疼痛开始发病，往往为钩椎关节不稳或骨质增生；猝倒起病的，多为椎动脉第 2 段或第 3 段受压或受刺激所致。

体格检查和辅助检查是诊断颈椎病的重要一环。体格检查包括局部是否有压痛点、颈椎活动范围及一些颈椎试验检查。此外，为了定位诊断或鉴别诊断，有时也酌情选择对感觉、运动、反射等神经系统方面的检查。例如，手部和上肢的感觉障碍分布区与受累颈椎椎节定位有直接关系，因此通过感觉障碍的分界、程度及除痛觉之外其他感觉，如温觉、触觉及深感觉的检查，均有助于诊断。运动检查主要是进行肌张力、肌力、步态等方面的检查。反射检查一般包括肱二头肌反射、肱三头肌反射、肱桡肌反射等深、浅反射及霍夫曼征等病理反射。常规的辅助检查主要为 X 线检查，可拍摄颈椎正位、侧位、斜位平片，也可拍摄动力性（过屈、过伸）侧位片。特殊的辅助检查有脊髓造影、椎动脉造影以及 CT、磁共振成像等检查。另外为了鉴别诊断，还可进行肌电图、经颅多普勒等检查。

根据颈椎病临床表现和发病机制的不同，可将颈椎病分为不同的证型，以便进行针对性的治疗，西医学一般将颈椎病分为颈型、神经根型、脊髓型、椎动脉型、交感神经型和混合型6种类型。在诊断颈椎病时，不仅要下颈椎病之结论，还应根据症状、体征以及辅助检查，以确定其相应的证型。

33 不同类型颈椎病的诊断依据是什么？

咨询： 我患有颈椎病，医生说属于颈椎病中的颈型颈椎病。我们单位的李主任，也患有颈椎病，他属于神经根型颈椎病。听说颈椎病有颈型颈椎病、神经根型颈椎病等不同类型，其诊断是有一定依据的。我要问的是：不同类型颈椎病的诊断依据是什么？

解答： 西医学将颈椎病分为颈型、神经根型、脊髓型、椎动脉型、交感神经型和混合型6种类型，各型颈椎病的临床表现和影像学所见不尽相同，其诊断依据也同中有异。现将其诊断依据分述如下，希望对您有所帮助。

（1）颈型颈椎病：①主诉头、颈、肩疼痛等异常感觉，并伴有相应的压痛点。②X线片上颈椎显示曲度改变或椎间关节不稳等表现。③应除外颈部其他疾患，如落枕、肩周炎、风湿性肌纤维组织炎、神经衰弱及其他非椎间盘退行性改变所致的肩颈部疼痛。

（2）神经根型颈椎病：①具有较典型的根性症状（麻木、疼痛），且范围与颈脊神经所支配的区域相一致。②椎间孔挤压试验或臂丛牵拉试验阳性。③影像学所见与临床表现相符合。④痛点封闭无显著效果（诊断明确者可不做此试验）。⑤除外颈椎外病变（如胸廓出口综合征、网球肘、腕管综合征、肘管综合征、肩周炎、肱二头肌腱鞘炎等）所引起的以上肢疼痛为主的疾病。

（3）脊髓型颈椎病：①临床上出现颈脊髓损害的表现。② X 线片上显示椎体后缘骨质增生、椎管狭窄，影像学证实存在脊髓压迫。③除外肌萎缩型脊髓侧索硬化症、脊髓肿瘤、脊髓损伤、继发性粘连性蛛网膜炎、多发性末梢神经炎。

（4）椎动脉型颈椎病：①曾有过猝倒发作。②旋颈试验阳性。③ X 线片显示节段性不稳定或枢椎关节骨质增生。④多伴有交感神经症状。⑤除外眼源性、耳源性眩晕。⑥除外椎动脉第 1 段（进入颈 6 横突孔以前的椎动脉段）和第 3 段（出颈椎进入颅内以前的椎动脉段）受压所引起的基底动脉供血不全。⑦手术前需行椎动脉造影或数字减影椎动脉造影检查。

（5）交感神经型颈椎病：临床表现为头晕、眼花、耳鸣、手麻木、心动过速、心前区疼痛等一系列交感神经症状，X 线片有颈椎失稳或退变，椎动脉造影阴性。

（6）混合型颈椎病：混合型颈椎病患者常有上述两型或两型以上颈椎病的症状和体征混合存在，同时辅助检查如 X 线片、CT 等支持颈椎病的诊断。临床常见的如脊髓型与神经根型两者同时存在，神经根型与椎动脉型混合，也有脊髓型、神经根型与椎动脉型三者混合的颈椎病，这种不同证型颈椎病混合存在的现象使颈椎病的临床表现更为复杂，不过根据其症状、体征以及辅助检查进行综合分析，均能做出正确的诊断。

34 慢性颈肩背部疼痛如何与颈椎病相鉴别?

咨询： 我今年47岁，患颈椎病已有一段时间，经常颈肩背部疼痛。我知道慢性颈肩背部疼痛临床中较为多见，引发慢性颈肩背部疼痛的原因多种多样，不仅有颈椎病，还有颈部扭伤、肩周炎等。我想了解一下：慢性颈肩背部疼痛如何与颈椎病相鉴别?

解答： 确实像您所知道的那样，慢性颈肩背部疼痛在临床中较为多见，引发慢性颈肩背部疼痛的原因有很多种，不仅颈椎病可引发慢性颈肩背部疼痛，其他诸如颈部扭伤、外伤、肩周炎、落枕、慢性肌纤维组织炎、筋膜炎、韧带劳损等软组织疾患也均能引起慢性颈肩背部疼痛，此外畸形、感染、肿瘤、风湿性炎症、结核等，也可以引起慢性颈肩背部疼痛。

颈部扭伤和落枕可引起慢性颈肩背部疼痛，其发生往往由于颈部活动不当或睡眠体位不良导致局部肌肉被扭伤。压痛点不像颈椎病位于棘突部，而是位于肌肉损伤部，以肩胛骨内上方多见，且伴有肌肉痉挛，可触及压痛明显的条索状痉挛肌束，颈部牵引不像颈椎病那样症状消失或缓解，反而疼痛加剧，封闭疗法治疗有明显的效果。

肩周炎也可引起慢性颈肩背部疼痛，不过其疼痛往往以肩关节处为主，颈部症状仅为受牵拉后产生。其特征为肩关节活动明显受限，X 线片表现无明显颈椎病理改变，但有时与颈椎病相伴而发，诊断上易造成混淆，应注意区分。

肌纤维组织炎也常以慢性颈肩背部疼痛为主要症状，其发病有风寒、潮湿、扭伤等明显的诱因，局部肌肉僵硬，以酸痛为主，范围较大，多无固定压痛，按揉有明显的舒适感。

上述原因引发的慢性颈肩背部疼痛主要容易与颈椎病中的颈型颈椎病相混淆。颈型颈椎病除了上述颈肩背部酸痛、沉胀等不适感外，还有颈部“军人立正体征”（即颈部不自然伸直，生理曲度减弱或消失）的特点，主诉为头、颈、肩疼痛不适，并伴有相应的压痛点；X 线片上显示颈椎曲度改变或椎间关节不稳等。

35 为什么颈椎病容易复发？

咨询：我去年曾患颈椎病，经多方治疗总算痊愈了，可最近又复发了，还是颈肩部疼痛不舒服。我们单位的陈主任，是颈椎病老病号，也是时常颈肩部疼痛。似乎颈椎病难以根除、容易复发，咨询医生说颈椎病就容易复发。请问：为什么颈椎病容易复发？

解答：颈椎病确实容易复发，颈椎病之所以容易复发，主要是由于颈椎的解剖及生物力学特点，以及生活中的不良姿势等诸多因素决定的。

（1）从颈椎的解剖和生理角度来看，颈椎较胸椎和腰椎的活动度要大，活动频率也高。颈椎要进行前屈、后伸、左右侧屈、左右侧转、旋转等各方向的复合运动，而颈椎的支持结构却较胸椎和腰椎薄弱，胸椎有胸廓、背肌支持，腰椎有腰肌和骨盆等在一定程度上的支持。此外，颈椎椎体后关节等结构也较胸、腰椎弱小，因此在稳定性上也较胸椎、腰椎差。高活动度和低稳定性一旦失去协调和平衡，即颈部活动过度或某些因素诱发颈部失稳，都将造成颈椎病的复发。

（2）由于颈椎病的许多病理改变与神经、血管等有密切关系，骨质增生等退变往往是不可逆转的。当病理改变影响到椎间孔、横突孔时，由于这些部位本身的解剖特点（椎动脉穿过横突孔是其他脊椎椎体所没有的），可使临床症状十分明显。因此，局部轻微的一点病理改变都有可能导致或加重临床症状，这也是临床上颈椎病易于复发的原因之一。

（3）从生物力学方面来讲，一旦某一椎节发生退变，并出现由骨质增生等原因造成制动后，其相邻椎节的生物力学负荷也会相应出现变化，时间久了，相邻椎节也会发生退变，这种随着退变而产生的生物力学方面的改变也是颈椎病复发的重要基础，特别是在颈椎融合手术的复发问题上，这种生物力学改变的因素可能更为重要。

（4）颈椎病经治疗症状缓解后，不良的姿势和体位没有得到纠正，或是咽喉部反复的炎症，劳累，头颈部扭伤等没有及时处理和治疗，或是治疗后症状改善不彻底、疗效不巩固等，也都会导致颈椎病的复发。在颈椎病的高发人群中，工作和睡眠中的不良姿势和体位是颈椎病的主要诱发因素，如果在治疗后仍然没有改善工作、睡眠体位，那么颈椎病的复发也就不可避免。

当然，颈椎病复发不容忽视的原因是患者对疾病的自我认识和重视程度。那些易于复发的颈椎病患者，多数不能坚持正规治疗，或治疗断断续续没有规律，或症状略有缓解就自动放弃治疗致使疗效得不到巩固，或不遵循医嘱，在疗程结束后不能坚持进行自我锻炼、纠正不良习惯等，这些都无疑容易导致颈椎病的复发。

36 预防颈椎病应从哪些方面入手？

咨询：我爱人今年61岁，患颈椎病已有很长一段时间。她说颈部僵硬、颈肩部疼痛不舒服的滋味，让人难以忍受。我现在身体虽然没什么不舒服，也担心会患上颈椎病，准备采取一些预防措施，但不清楚怎样预防。请问：预防颈椎病应从哪些方面入手？

解答：颈椎病应从病因及发病诱因等方面加以预防，才能达到有效地降低发病率和防止复发的目的。退行性变的预防是预防颈椎病的重要一环，通常认为脊椎的椎间盘在发育至成人后即开始退行性改变，而同一人的各个椎间盘出现退行性变的时间和程度并不一致。

退行性变的发生和发展尽管原因是复杂的，但总的来说可分为体质因素和外伤两个方面。加强体育锻炼，对颈部肌肉进行强化练习，使颈椎周围软组织强壮有力，有助于保持颈椎的稳定性。预防和治疗颈部损伤，避免过度疲劳、突然回头，在乘车等场合注意安全，减少颈部扭伤等，可预防发病。改善工作和睡眠时头部的位置，纠正颈部不良的姿势，防止反复落枕等，可预防颈部慢性劳损，防止或减少颈椎病的发生。

颈肩部软组织的慢性劳损是颈椎病的病理基础，防止其慢性劳损是预防颈椎病的重要措施，而生活中的不良姿势是慢性劳损的主要原因之一，可引起颈椎椎间盘压力增加，小关节功能紊乱，肌肉疲劳，韧带紧张，颈椎移位，颈椎失稳等，所以，纠正日常生活中的不良姿势对预防颈椎病有十分重要的意义。头颈部损伤常常是诱发颈椎病的重要因素，年轻患者的颈椎病往往由头颈部外伤所致，预防和治疗头颈部外伤，特别是反复落枕和颈部软组织损伤，在颈椎病的预防中占有重要地位。

随着年龄的增长，颈椎病的患病率明显上升，50 岁以上的人脊椎已有退行性变存在，稍有不慎即可诱发颈椎病，因此应重视老年人颈椎病的预防，日常生活中加强体育锻炼，增强体质，注意营养，保温防湿，劳逸结合，是防止发生颈椎病的重要措施。只有平时注意预防，加强体育锻炼以增强体质，加强颈部功能的保健锻炼，才能减少颈椎病的发生。

37 如何预防头颈部外伤？

咨询： 我知道预防头颈部外伤特别重要，一旦头颈部出现外伤，很容易损伤大脑和颈椎，引发严重的后果。我的邻居就因为头部外伤变成了植物人，我朋友老陈头颈部外伤诱发了颈椎病，听说还有因颈部外伤截瘫者。我要咨询的是：如何预防头颈部外伤？

解答：正像您所知道的那样，预防头颈部外伤特别重要，一旦头颈部出现外伤，很容易损伤大脑和颈椎，引发严重的后果。头颈部外伤常常是诱发颈椎病的重要因素，预防头颈部外伤也是预防颈椎病的重要方面。

有些头颈部外伤是显而易见的，如跌打伤、碰击伤、挤压伤等，而有些外伤是不易引起人们注意的，如坐车打瞌睡遇到急刹车，头部突然前俯后仰造成颈椎损伤；有人生气时会随意打击孩子的头颈部或猛力推、扯孩子的肩背部；有些青少年在体育运动中因不得要领或不重视准备活动造成损伤等。这些损伤多属深层的肌肉、韧带和关节囊的损伤，容易引起椎间盘失稳而发展成颈椎病。

必须设法避免各种工伤及生活意外伤、交通事故等。要广泛地开展安全生产和交通安全的宣传，只有全民安全意识的普遍提高，头颈部外伤的工伤事故、交通意外事故才有可能降低。要在工作场所、运动训练和交通装置上加强安全防护措施，强调安全注意事项，备齐抢救设备，一旦发生了头颈部外伤，也可降低损伤的程度，并能以最快的速度采取紧急抢救措施。乘车时在高速公路上要系好安全带，以防止在突然刹车时所造成的损伤；可面向侧方坐，因颈椎两侧肌肉较强大，不至于像前方坐位那样易在刹车时造成颈椎过伸性损伤，可在一定程度上减轻头颈部的外伤。

一旦头颈部发生外伤，应及时诊断和治疗，如采取局部制动、使用脱水剂等，这不仅仅是治疗创伤本身的要求，也是预防颈椎病的重要措施之一。

38 怎样自制符合生理要求的枕头？

咨询：我今年44岁，患颈椎病已有一段时间，正在进行牵引治疗。听说选用符合生理要求的枕头是预防和治疗颈椎病的重要一环。我准备自己制作一个枕头，但还不清楚怎样制作。麻烦您给我介绍一下：怎样自制符合生理要求的枕头？

解答：选用符合生理要求的枕头不仅能预防颈椎病，也有助于颈椎病的治疗和康复。睡觉离不开枕头，枕头是人们日常生活中的重要必需品，使用枕头的目的大概更多的是为了舒适安逸，有利于进入梦乡，不过从医学的角度来讲，枕头与人类的健康有着千丝万缕的联系，枕头是人们生理上的一种需求。颈背部的纤维组织炎又称落枕，从字面上就不难看出其病因与枕头有密切的关系。枕头不仅讲究高低，其硬度、形状、大小等也要符合生理要求，要注意其是否影响颈椎的生理曲度。

在市场上虽然也有一些诸如药枕、磁疗枕等用以防病治病，但绝大多数是扁形枕头，扁形枕头不完全符合颈椎正常生理的需要，因此长期使用这样的枕头并非有益。枕用符合生理要求的枕头对预防和治疗颈椎病大有好处，我们可以根据自己的条件自制符合生理要求的枕头。自制枕头可选用的枕芯填充原材料很多，有荞麦皮、谷皮、稻壳等，为了提高防病治病效果也可选用一些天然药物作为填充料，具体应用哪一种填充料可根据当地物产情况和家庭经济条件而定，但基本要求是透气性能好，质地柔软，而且有较好的可塑性。

枕头的形状以中间低、两端高的元宝形为宜，这样的形状适合颈椎的生理曲度，并可利用枕头中间凹陷部来维持颈椎的生理曲度，两端高则对颈部起到相对的制动和固定作用，以减少睡眠中头颈部的异常活动，同时头和颈部与枕头的接触面较大，压力的分散也就均匀，脊柱周围肌肉得到充分放松，并且对肩部血液循环运行不造成压迫。枕头的长度一般以超过自己肩宽 10~16 厘米为宜，高度则以头颈部压下后与自己的拳头高度相等或略低一些为好。

39 怎样调节枕头的高低使之更为合适？

咨询：我最近总感觉颈肩部疼痛不舒服，经检查被诊断为颈椎病。医生说枕头的高低一定要适当，合适的枕头不仅能预防颈椎病，也有助于颈椎病的治疗和康复。我还不清楚具体怎样调节枕头的高低。请您告诉我：怎样调节枕头的高低使之更为合适？

解答：这里首先告诉您，枕头的高低一定要适当，合适的枕头不仅能预防颈椎病，也有助于颈椎病的治疗和康复。人们常说“高枕无忧”，然而从医学的角度来讲高枕并非无忧，有相当一部分颈椎病患者有喜欢用高枕头的习惯，长期高枕而卧是导致反复落枕和颈椎病的一个重要原因。

枕头是人在睡眠时维持头颈部正常位置的主要工具，尤其对头颈段保持向前凸出的生理性弯曲起重要作用。因为头颈段的生理曲度不仅是颈椎外在肌群平衡的保证，也能缓冲人体运动时从下肢传导向上的震动，对颅脑有保护作用，对保持椎管内生理状态则更是不可缺少的条件。如果枕头过高，则易使头颈部过度前屈，致使椎管内外平衡失调，颈椎后方肌群与韧带长期在此状态下而出现劳损，椎管内硬膜囊后壁被拉紧，并向前方移位而对颈椎形成压力，长此下去，一旦椎体后缘及劳损的相应部位有明显的骨刺形成，则易对颈脊髓、神经和血管产生压迫，出现颈背疼痛、上肢麻木等颈椎病的症状。因此颈椎病患者也罢，健康人也好，都不应使用高枕睡眠。

既然高枕睡眠不符合生理要求，那么是不是可以选用低枕，甚至是不枕枕头？其实，任何失之偏颇的方法都是不可取的，如果枕头过低，也会使头颈部处于长期过度后仰状态，致使前凸曲度增大，椎体前方的肌肉与前纵韧带可因张力过大出现疲劳，甚至慢性劳损。同时，椎管也因过伸的牵拉而容积变小，脊髓及神经根反而变短。在这种情况下，若有髓核突出或脱出，骨刺形成等因素，则有可能出现症状。因此，一味地强调低枕睡眠同样是不可取的。

不论是健康人，还是颈椎病患者，枕头的高低直接影响着能否在睡眠过程中保持颈椎前凸的生理体位，防止引起或加速颈椎的退变。为了保持颈椎前凸的生理体位，预防颈椎退变，选用高低适当的枕头是十分必要的。通常认为正常人仰卧位枕高 12 厘米左右，约与个人拳头等高，侧卧与肩等高较为合适。颈椎病患者与正常人大致一样，椎体后缘增生明显者枕头可相应偏高些，黄韧带肥厚、钙化者枕头应适当偏低些。

40 日常生活和工作中如何注意预防颈椎病?

咨询： 我哥哥患有颈椎病，经常颈部僵硬、颈肩部疼痛不舒服，想了好多治疗调养方法，效果都不太好。我担心自己也会患颈椎病，听说日常生活和工作中注意预防十分重要，准备采取一些预防措施。我要问的是：**日常生活和工作中如何注意预防颈椎病?**

解答： 从生物力学的角度来看，日常生活和工作中的每一个动作，都有是否符合生物力学要求的问题。刷牙时身体若过于弯曲，头颈部则势必过度仰伸；饮水时头颈部过度仰伸不免也有些吃力；坐位时应该端坐，但有些人却前趴、后仰；站立时肩部应自然下垂，下颌保持微收状态，但有人却不是这样，而是东张西望，前仰后合。像这些问题也许平时我们都很少注意，但久而久之则有可能促使颈椎病的发生。因此，在日常生活和工作中，保持一种良好的姿势是很重要的，有助于预防颈椎病。

上班伏案工作的人，除了工作中要注意体位、工间休息，加强颈部的放松和活动外，下班后应注意及时消除颈背部的疲劳，避免疲劳积蓄，积劳成疾。消除颈背部疲劳的方法较多，可以采用家庭理疗、自我按摩、练习放松体操等方法，有可能的话还应该加强体育锻炼，以增强体质和肌肉力量（特别是颈背部肌肉力量）。

看电视、打麻将等休闲活动虽然能放松精神、愉悦情绪，但若时间过长，精神过于集中，不注意保护头颈部姿势，就会造成颈椎的许多问题。看电视时最好不要倚着沙发，或半躺半靠在床头。电视机放置的高度要适当，电视机的高度应该与视线相平，观看间距也不要太近，否则易造成颈椎曲度改变，颈背部肌肉紧张。打麻将时要注意经常调整身体的姿势，适当进行一些颈部的活动，以缓解固定姿势所产生的疲劳。

此外，在劳动、训练或体育活动之前，应进行较充分的准备活动，防止颈椎及其他部位的外伤。冬季应注意保暖，如穿高领毛衫，防止颈部受风、受寒。避免咽喉炎、扁桃体炎等咽喉部炎症的反复发作，这些对颈椎病的防治也极为重要。颈椎先天畸形的人，更应在日常生活和工作中注意采取预防措施，以减少或减缓颈椎病的发生、发展。

第二章
中医治疗颈椎病

提起中医，大家会想到阴阳、五行、舌苔、脉象等，认为中医知识深奥难懂，对疾病的认识与西医不同。本章采取通俗易懂的语言，讲解了中医是怎样认识颈椎病的、颈椎病的中医分型，以及中医治疗颈椎病常用的方药、方法等，以便让大家了解一些中医防治颈椎病的知识，合理选择中医治疗颈椎病的药物和方法。

01 中医是怎样认识颈椎病的？

咨询： 我今年46岁，最近总感觉颈肩部僵硬、疼痛，昨天到医院就诊，经检查被诊断为颈椎病。我知道颈椎病是西医学的病名，中医学和西医学有着不同的理论体系，中医学的“颈肩风”“颈肩痛”相当于西医学的颈椎病。我想了解一下：中医是怎样认识颈椎病的？

解答： 首先给您说明一下，中医学的理论深奥难懂，但愿下面的介绍能对您有所帮助。颈椎病是西医学之病名，在中医学经典著作中并无“颈椎病”之病名，不过根据颈椎病的症状、体征和发病机制，可将其归属于中医学“痹证”“颈肩风”“颈肩痛”“痿证”“头痛”“眩晕”“项强”等的范畴。

《黄帝内经》中有“风寒湿三气杂至，合而为痹也，其风气胜者为行痹，寒气胜者为痛痹，湿气胜者为著痹”的论述，同时根据痹证症状和部位之不同还将其分为筋痹、骨痹、脉痹、肌痹等。总括颈椎病的发病机制，是由于劳损外伤、风寒湿邪侵袭、肝肾精血不足、筋骨失于濡养、营卫气血和脏腑经络功能失调等，造成颈项肩背部气血阻滞、经络不通而发病。人是一个有机的整体，在对颈椎病的认识中，中医不是单纯着眼于颈项肩背之局部，而是有机地联系脏腑、经络、气血等整体，将肝、脾、肾等内脏的功能与筋骨、肌肉、关节功能有机地相结合，注重其相互影响、互相促进作用，临证通常将其分为太阳督脉型、风寒湿痹型、气滞血瘀型、痰瘀交阻型、气血两虚型以及肝肾不足型6种基本证型。

基于中医对颈椎病的认识，在治疗上形成了外治手法、外用药物、内服药物、针灸疗法、按摩疗法、熏洗疗法、拔罐疗法、运动锻炼以及饮食调养等诸多行之有效的治疗调养方法。在颈椎病的治疗中，中医根据不同的病因、征象和脉象，采用不同的治疗原则、不同的药物和不同的治疗手段，尤以内、外并重的治疗原则有别于西医学的治疗方法，不仅注重局部的整复错位、松弛肌肉、伸展筋脉，而且更注重疏通经络、调节脏腑功能，其疗效较佳，因此采用中医或中西医结合的方法治疗颈椎病，既有特色更有优势。

02 治疗颈椎病常用的单味中药有哪些？

咨询：我最近总感觉颈肩部疼痛不舒服，经检查被诊断为颈椎病，问了几位颈椎病老病号，都说中药治疗颈椎病的效果不错，准备服用中药汤剂治疗。我知道中药的种类繁多，有一些并不适合治疗颈椎病。我要咨询的是：治疗颈椎病常用的单味中药有哪些？

解答：我国有着丰富的中药资源，中药的种类繁多，本草书籍所载的中药达数千种，临床常用的单味中药也有数百种之多，不过并不是所有中药都适宜于治疗颈椎病。下面介绍一些治疗颈椎病常用的单味中药，供您参考。

（1）防风：防风为伞形科多年生草本植物防风的根，其味甘、辛，性微温，具有祛风解表、除湿、解痉之功效，适用于感冒风寒之发热恶寒、头痛身痛，风邪侵袭之风疹瘙痒，风毒内侵之破伤风，肝郁侮脾之腹痛泄泻，以及风湿痹痛等。防风祛风散寒、胜湿解痉止痛之功效显著，所以也常用于治疗颈椎病，以缓解颈项部酸沉不适、疼痛等症状。防风的用法一般为每次 3~10 克，水煎服。应当注意的是，阴虚火旺及血虚发痉者应慎用。

现代研究表明，防风含有挥发油、甘露醇、苦味苷、酚类、多糖类及有机酸等成分，具有解热、镇痛、抗炎、抗惊厥、抗病原微生物及解除平滑肌痉挛等作用。

（2）桂枝：桂枝为樟科常绿植物肉桂的干燥嫩枝，其味辛、甘，性温，具有发汗解肌、温通经脉、助阳化气之功效。桂枝能解肌、温阳、行水，可外可内，能散能补，在外感、内伤病中均有广泛用途，适用于风寒感冒、风寒湿邪侵入经络之肌肉关节疼痛、妇女寒凝所致之经闭腹痛，以及胸阳不振之胸痛、心悸、痰饮等。作为解肌通脉之良药，桂枝对风寒湿痹型、太阳督脉型以及痰瘀交阻型颈椎病有较好的疗效，能缓解颈项部僵硬酸痛等症状。桂枝的用法一般为每次 3~10 克，水煎服。由于桂枝辛温助热，容易伤阴动血，所以凡外感热病、阴虚火旺、血热妄行者，均忌用，孕妇及月经过多者也不宜用。

现代研究表明，桂枝含有桂皮醛、桂皮油等成分，能扩张血管，调整血液循环，促进发汗，有镇静、镇痛、解热、抗惊厥、抗过敏、止咳、抗炎、利尿等作用，其挥发油有特异性充血作用，能加强其他活血化瘀药的功效。

（3）川芎：川芎为伞形科草本植物川芎的根茎，其味辛、性温，具有行气活血、祛风止痛之功效。川芎走而不守，能载药上行头巅，下达四肢，外切皮毛，旁通肌肉，乃“血中之气药”。川芎为临床常用的行气活血药，适用于月经不调，经闭腹痛、痛经，胸胁刺痛，跌打损伤，疮疡肿痛，感冒头痛，风湿痹痛，以及冠心病心绞痛、血栓闭塞性脉管炎、缺血性中风、眩晕等。作为祛风活血止痛的良药，川芎可用于治疗各种类型的颈椎病，能有效缓解颈项部酸沉疼痛不适、头痛头晕等症状，其中对中医辨证属于气血瘀滞型、风寒湿痹型和太阳督脉型者效果较好。川芎的用法一般为每次3~10克，水煎服。应当注意的是，凡阴虚火旺、多汗以及女子月经过多者应慎用。

现代研究表明，川芎含有挥发油、生物碱（如川芎嗪等）、酚类物质（如阿魏酸等）以及内脂素、维生素A、叶酸、甾醇、蔗糖、脂肪油等成分，具有镇静、镇痛、抗菌、解痉以及扩张冠状动脉、抗血小板聚集、改善微循环、抗血栓形成等多种作用。现在广泛应用于高血压、冠心病、缺血性脑血管病、坐骨神经痛、肩周炎、颈椎病、腰肌劳损、腰椎骨质增生、末梢神经炎、脑外伤后综合征、跌打损伤、疮疡痈肿以及妇女月经不调、痛经、产后瘀滞腹痛等疾病的治疗。

（4）秦艽：秦艽为龙胆科多年生草本植物大叶龙胆（大叶秦艽）、小叶秦艽的根，其味苦、辛，性微寒，具有祛风湿、止痹痛、退虚热、清湿热之功效。秦艽苦而不燥，辛能宣散，为风药中之润剂，能祛风胜湿，舒筋通络，流利关节，活血止痛，常用于痹证之风湿热痹的发热、肢体关节游走酸痛、筋脉挛急，以及风寒湿痹的肢体关节酸痛、遇寒即发或背痛连胸者；也用于中风之风中阳明的口眼㖞斜、语言不利、恶风恶寒，血虚风中、经脉不利之舌强不语、半身不遂等；还用于便血之风客大肠、下血鲜红、大便燥结者。由于秦艽能清热邪、凉疳热、除湿热、利小便，所以也用于虚劳发热、骨蒸潮热、湿热黄疸等证。秦艽祛风湿、止痹痛的效果良好，是治疗颈椎病最常用的中药之一，适用于颈椎病中医辨证属太阳督脉型、风寒湿痹型、痰瘀交阻型的患者，能消除颈项部酸沉疼痛、麻木不适等症状。秦艽的用法一般为每次5~15克(大剂量可用至30克)，水煎服。

现代研究表明，秦艽含有生物碱、挥发油、糖类等多种成分，具有镇静、镇痛、利尿、解热、抗炎、抗过敏等作用，能升高血糖、降低血压，并有抗组胺的作用。

（5）白芍：白芍为毛茛科多年生草本植物芍药的根，其味甘、苦、酸，性微寒，具有平抑肝阳、养血敛阴、缓急止痛、调经之功效，是临床最常用的中药之一。其适用于肝阴不足、肝阳上亢所致的头胀头痛、眩晕耳鸣、烦躁易怒，血虚所致的月经不调、痛经、崩漏、自汗盗汗，肝气郁滞、肝胃不和引起的胸胁脘腹疼痛，以及血不养筋所致的颈肩酸痛、手足肌肉痉挛疼痛等。作为平肝养血、缓急止痛的天然良药，白芍适用于所有类型的颈椎病患者，其中对中医辨证属气滞血瘀型、太阳督脉型、肝肾不足型以及气血虚弱型者效果尤佳。白芍的用法一般为每次10~15克，水煎服，大剂量可用至30克。在应用白芍时，切记其反藜芦。

现代研究表明，白芍含有挥发油、苯甲酸、鞣质、芍药苷、芍药碱、牡丹酚等成分，具有调节免疫功能、抗炎、镇静、镇痛、抑制血小板聚集及保肝、抑制血栓形成等多种作用，现在临床中常用其治疗类风湿关节炎、高血压、颈椎病、肩周炎、胃溃疡、脑血管痉挛、腰肌劳损、腰椎骨质增生、肝炎、冠心病、贫血等病。

（6）葛根：葛根为豆科多年生落叶藤本植物野葛的干燥根，其味甘、辛，性凉，具有发表解肌、透发麻疹、解热生津、升阳止泻之功效。葛根长于散阳明肌肉之邪、鼓胃气上行生津，适用于外感发热头痛、恶寒无汗项强，热病口渴，麻疹透发不畅，脾虚泄泻，湿热泻痢，以及消渴、高血压、颈项强痛等病证。近年来，临床对葛根升发清阳、解肌舒脉的效用多有发挥，广泛应用于高血压、高脂血症、冠心病心绞痛、血管神经性头痛、脑梗死、颈椎病、腰腿痛、肩周炎、糖尿病、外感发热、荨麻疹等的治疗。葛根用于治疗颈椎病多取其发表解肌之功效，以缓解颈项部强痛不适等症状，尤其适宜于中医辨证属太阳督脉型、风寒湿痹型、气滞血瘀型的患者。葛根的用法一般为每次 10~15 克，水煎服。

现代研究表明，葛根含有异黄酮类、葛根苷类、三萜类以及淀粉、生物碱、微量元素等成分，有良好的解热、解痉作用，能有效地抑制血小板黏附、聚集及血栓形成，改善微循环，并能较好地缓解项背强痛不适等。

（7）姜黄：姜黄为姜科多年生草本植物姜黄的根茎，其味辛、甘，性温，具有行气活血、通经止痛之功效，适用于血瘀气滞之胸胁疼痛，经闭腹痛，跌打损伤，风湿痹痛等。由于姜黄辛温而兼苦，能外散风寒湿邪，内行气血，通经络而止疼痛，所以临床中常配伍羌活、防风、川芎、当归等祛风活血之品，以治疗肩周炎、颈椎病、腰肌劳损、腰椎骨质增生、类风湿关节炎、肢体麻木疼痛等。姜黄用于治疗颈椎病能缓解颈项酸沉僵硬麻木、疼痛不适等症状，对于中医辨证属气滞血瘀型、风寒湿痹型、太阳督脉型以及痰瘀交阻型患者的疗效尤佳。姜黄的用法一般为每次 3~10 克，水煎服。

现代研究表明，姜黄含有姜黄素、挥发油、脂肪、淀粉等成分，具有抗炎、增加纤溶酶活性、抑制血小板聚集、增加心肌血流量、调节血脂等作用，并可增加胆汁的生成和分泌，促进胆囊收缩，有利胆之功效。

（8）羌活：羌活为伞形科多年生草本植物羌活的干燥根茎及根，其味辛、苦，性温，具有散寒解表、祛风湿、止疼痛等功效，适用于外感风寒所致的发热恶寒、头身疼痛，风寒湿邪侵袭机体所致的肢体疼痛、颈肩背酸痛等。《用药法象》中说羌活“治风寒湿痹，酸痛不仁，诸风掉眩，颈项难伸”，羌活辛散祛风，味苦燥湿，性温散寒，能祛除风寒湿邪，通利关节而止疼痛，且作用部位偏上，故善治腰以上风寒湿痹，尤以颈项肩背肢节疼痛为佳。对于颈椎病证属风寒湿痹型、太阳督脉型之患者，应用羌活治疗每获良效。羌活的用法一般为每次 3~10 克，水煎服。本品气味浓烈，用量过多易致呕吐，脾胃虚弱者不宜服，血虚痹痛、阴虚头痛者慎用。

现代研究表明，羌活含有挥发油、有机酸、氨基酸、生物碱、呋喃香豆素、单糖等成分，具有解热镇痛、抗菌消炎、抗休克、抗心律失常及改善心肌缺血等作用。

（9）木瓜：木瓜为蔷薇科落叶灌木贴梗海棠的果实，其味酸，性温，具有舒筋活络、除湿和胃之功效。木瓜有较好的舒筋活络作用，且能祛湿除痹，为治久风顽痹、筋脉拘急之要药，适用于风湿痹痛、筋脉拘挛、脚气水肿等。此外，根据其除湿和胃之功能，还用于吐泻转筋、消化不良等。木瓜用于治疗颈椎病适用于各种类型的患者，其中对中医辨证属风寒湿痹型、太阳督脉型以及痰瘀交阻型患者的效果较好。木瓜的用法一般为每次 10~15 克，水煎服。应当注意的是，胃酸过多者不宜用。

现代研究表明，木瓜含有皂苷、黄酮类、维生素 C、苹果酸、酒石酸、鞣质等成分，具有消肿、镇痛、抗菌、消炎、抗癌、保肝及调节免疫功能等多种作用，广泛应用于风湿性关节炎、类风湿关节炎、颈椎病、肩周炎、腰肌劳损、坐骨神经痛、水肿、脚气、腰椎骨质增生、慢性肝炎、慢性胃炎、卒中后遗症等疾病的治疗。

（10）豨莶草：豨莶草为菊科一年生草本植物豨莶、腺梗豨莶或毛梗豨莶的地上部分，其味辛、苦，性寒，具有祛风湿、通经络、清热解毒之功效。豨莶草祛风湿、通经络的作用显著，适用于风湿痹证、骨节疼痛、四肢麻木、脚软无力以及疮疡肿毒、湿疹瘙痒等证，近年来也用于治疗高血压、风湿性关节炎、颈椎病、腰肌劳损、肩周炎、腰椎间盘突出症、坐骨神经痛、中风及其后遗症、冠心病、慢性肝炎、皮肤病等。作为祛风湿、通经络之良药，豨莶草可用于各型颈椎病的治疗，能缓解颈项部酸麻沉痛不适等症状，对气滞血瘀型、太阳督脉型以及风寒湿痹型患者的疗效尤佳。豨莶草的用法一般为每次 15~20 克，水煎服，治风湿痹证宜制用。

现代研究表明，豨莶草含有生物碱、酚性成分、豨莶苷、豨莶苷元、氨基酸、有机酸、糖类、苦味质等成分，具有明显的抗炎作用，能扩张血管，降低血压，改善微循环，抑制血栓形成，同时能调节免疫功能和抗病原微生物，很适合颈椎病患者使用。

（11）威灵仙：威灵仙为毛茛科多年生灌木植物威灵仙的根，其味辛，性温，具有祛风湿、通经络、消骨鲠之功效，适用于风湿痹痛、肢体麻木、筋脉拘挛、关节屈伸不利以及诸骨鲠咽等病证。威灵仙辛散温通，性猛善走，其通行经络、祛风除湿止痛之力颇强，是治疗颈椎病最常用的中药之一，能有效缓解颈部疼痛不适、上臂沉重麻木等症状，不论是太阳督脉型、气滞血瘀型、风寒湿痹型，还是痰瘀交阻型、肝肾不足型颈椎病，均可应用。威灵仙的用法一般为每次 5~15 克，水煎服。

现代研究表明，威灵仙含有白头翁素、白头翁内酯、糖类、甾醇、皂苷等成分，具有抗菌、抗肿瘤、抗疟原虫及镇静、镇痛等多种作用，现在临床中常用其治疗风湿性关节炎、强直性脊柱炎、颈椎病、肩周炎、急性腰扭伤、腰肌劳损、腰椎骨质增生等以疼痛为主要表现的疾病，以缓解疼痛不适等症状。

（12）鸡血藤：鸡血藤为豆科植物鸡血藤的干燥藤茎，其味苦、微甘，性温，具有补血行血、调经、舒筋活络之功效。鸡血藤气味平和，守走兼备，能化阴生血，温通经脉，活血通络，为补肝血、通经络之佳品。其适用于血虚气弱之心悸气短、头晕目眩、面色晄白，血虚瘀滞之经闭、痛经、月经不调，经脉瘀阻之肢体麻木疼痛、活动不便、瘫痪，以及风湿痹痛、跌打损伤、瘀滞疼痛等。鸡血藤既能补血行血，又能舒筋通络，切中颈椎病的主要发病机制，对于颈椎病患者，尤其是中医辨证属气血虚弱型、气滞血瘀型的患者，用鸡血藤治疗效果良好。鸡血藤的用法一般为每次 10~15 克，水煎服，大剂量可用至 30 克。

现代研究表明，鸡血藤含有鸡血藤醇、铁质、菜油甾醇、豆甾醇、谷甾醇等成分，具有升高血红蛋白、降低血液黏稠度、抑制血小板聚集、增加血流速度、抗血栓形成等作用。现在临床中常用鸡血藤治疗贫血、白细胞减少症、系统性红斑狼疮、颈椎病、肩周炎、腰椎骨质增生、风湿性关节炎、缺血性中风、腰肌劳损等。

03 治疗颈椎病的著名方剂有哪些？

咨询：我今年54岁，最近一段时间总感觉颈部僵硬、颈肩部疼痛，经检查被诊断为颈椎病，在牵引治疗的同时正在配合服用中药汤剂，用的方剂是蠲痹汤加减。听说治疗颈椎病的方剂有很多，其中不乏著名者。我想知道：治疗颈椎病的著名方剂有哪些？

解答：正像您听说的那样，用于治疗颈椎病的方剂确实有很多，这当中最著名的当数蠲痹汤、五痹汤、当归四逆汤、九味羌活汤、羌活胜湿汤、独活寄生汤、桂枝加葛根汤和黄芪桂枝五物汤，下面将其组成、用法、功效、主治、方解介绍如下。

（1）蠲痹汤（《百一选方》）

组成：羌活、姜黄、当归、炙黄芪、赤芍、防风各9克，炙甘草3克。

用法：加生姜3克，每日1剂，水煎服。

功效：益气和营，祛风胜湿。

主治：营卫两虚，风湿痹痛，肩项臂痛，手足麻木。

方解：方中黄芪、甘草益气；防风、羌活疏风除湿；当归、赤芍和营活血；姜黄理血中之气滞，祛除寒湿；生姜为引，和营卫，达腠理。诸药配合，共奏益气和营、祛风胜湿之功效。

按语：本方以营卫两虚、风湿痹痛、项背痛、肩痛、臂痛肢麻、舌苔白、脉沉迟为辨证要点。现代常用于治疗风湿性关节炎、肩臂痛、腰腿痛、颈椎病、肩周炎等。

（2）五痹汤（《太平惠民和剂局方》）

组成：姜黄、羌活、白术、防己各30克，炙甘草15克。

用法：将上药共为粗末，每次取12克，加生姜10片，水煎服。

功效：祛风除湿，通络止痛。

主治：风寒湿痹，经络不利，肢节疼痛，麻木不仁。

方解：方中羌活祛风除湿；姜黄散风寒，行气血，通经止痛；防己祛风湿，止疼痛；白术健脾除湿；生姜辛散寒湿；甘草调和诸药。上药合用，共达祛风除湿、通络止痛之功效。

按语：本方以筋骨酸痛，尤以上肢颈项肩臂为甚、举动不利为辨证要点。现代常用于治疗风湿性关节炎、腰腿痛、颈椎病、肩周炎等。

（3）当归四逆汤（《伤寒论》）

组成：当归12克，桂枝、白芍各9克，细辛1.5克，炙甘草5克，通草3克，大枣8枚。

用法：每日1剂，水煎服。

功效：温经散寒，养血通脉。

主治：阳气不足而又血虚，外受寒邪，手足厥寒，舌淡苔白，脉细欲绝或沉细，以及寒入经络之肩背、腰腿疼痛等。

方解：方中当归苦辛甘温，补血和血，与白芍配合而补血虚；桂枝辛甘而温，温经散寒，与细辛配合而除内外之寒；甘草、大枣甘而益气健脾，既助当归、白芍补血，又助桂枝、细辛通阳；更加通草通经脉，使阴血充，客寒除，阳气振，经脉通，手足温而脉复。诸药合用，共成温经散寒、养血通脉之剂。

按语：本方以手足厥冷、遇寒加剧、舌淡苔白、脉细欲绝为辨证要点。现代常用于治疗血栓闭塞性脉管炎、雷诺病、风湿性关节炎、坐骨神经痛、末梢神经炎、偏头痛、颈椎病、肩周炎、寒冷性多形性红斑等。

（4）九味羌活汤（《此事难知》）

组成：羌活、防风、苍术各 5 克，细辛 1 克，川芎、白芷、生地黄、黄芩、甘草各 3 克。

用法：每日 1 剂，水煎服。

功效：发汗祛湿，兼清里热。

主治：外感风寒湿邪，兼有里热，恶寒发热，肌表无汗，头痛项强，肢体酸楚疼痛，口苦而渴。

方解：方中羌活辛温芳香，上行发散，除肌表之风寒湿邪；防风、苍术发汗祛湿，助羌活解表散邪；细辛、白芷、川芎散风寒，宣湿痹，行气血，除头身疼痛；更用黄芩、生地黄，既清在里之热，又制诸药之温燥；甘草调和诸药。九味药配合，共成发汗祛湿、兼清里热之剂。

按语：本方以恶寒发热、肢体酸痛、口苦而渴为辨证要点。现代常用于治疗感冒、风湿性关节炎、面神经麻痹、荨麻疹、落枕、颈椎病、肌纤维组织炎、下颌关节炎等。应当注意的是，凡风热表证、阴虚津少者不宜应用本方。药理研究表明，本方具有显著的解热镇痛等作用。

（5）羌活胜湿汤（《内外伤辨惑论》）

组成：羌活、独活各 6 克，藁本、防风、川芎、炙甘草各 3 克，蔓荆子 2 克。

用法：每日 1 剂，水煎服。

功效：祛风胜湿。

主治：风湿在表，肩背痛不可回顾，疼痛身重，或腰脊疼痛，难以转侧，苔白脉浮。

方解：方中以羌活、独活为主，羌活入太阳经，能祛上部风湿，独活善祛下部风湿，二者相合，能散周身风湿，舒利关节而通痹；以防风、藁本为辅，祛太阳风湿，且止头痛；佐以川芎活血祛风止痛，蔓荆子祛风止痛；使以甘草调和诸药。上药合用，共成祛风胜湿之剂。

按语：本方以头痛身痛、难以转侧、苔白脉浮为辨证要点。现代常用于治疗感冒、风湿性关节炎、神经性头痛、过敏性紫癜、颈椎病、肩周炎等。

（6）独活寄生汤（《备急千金要方》）

组成：独活 9 克，桑寄生、杜仲、牛膝、秦艽、茯苓、肉桂心、防风、川芎、人参、甘草、当归、细辛、白芍、干地黄各 6 克。

用法：每日 1 剂，水煎服。

功效：祛风湿，止痹痛，益肝肾，补气血。

主治：痹证日久，肝肾两亏，气血不足，腰膝疼痛，肢节屈伸不利，或麻木不仁，畏寒喜温，心悸气短，舌淡苔白，脉细弱。

方解：方中独活为主药，取其理伏风，善祛下焦与筋骨间之风寒湿邪；佐以细辛发散阴经风寒，搜剔筋骨风湿而止痛；防风祛风邪以胜湿；秦艽除风湿而舒筋；桑寄生、杜仲、牛膝祛风湿兼补肝肾；当归、川芎、干地黄、白芍养血又兼活血；人参、茯苓补气健脾；肉桂心温通血脉；甘草调和诸药。总观全方，祛邪扶正，标本兼顾，可使血气足而风湿除，肝肾强而痹痛愈。

按语：本方以腰膝酸软、肢体麻木疼痛为辨证要点。现代常用于治疗坐骨神经痛、腰背或四肢的慢性劳损、关节痛、骨关节炎、类风湿关节炎、强直性脊柱炎、腰椎骨质增生、颈椎病、肩周炎、颈项僵硬疼痛等。

（7）桂枝加葛根汤（《伤寒论》）

组成：葛根12克，桂枝、白芍、生姜各9克，炙甘草6克，大枣7枚。

用法：每日1剂，水煎服。

功效：解肌祛风，升津舒经。

主治：外感风寒表虚，发热，汗出恶风，项背强痛拘急，不能自如俯仰，舌苔薄白，脉浮缓。

方解：本方即桂枝汤加葛根而成，方中桂枝、白芍、生姜、大枣、炙甘草取桂枝汤之意以解肌祛风，调和营卫；葛根鼓舞胃气上行，升津液以濡润经脉，解除项背拘急，且助解肌发表。诸药配合，共成解肌祛风、升津舒经之剂。

按语：本方以发热汗出恶风、项背拘急不舒为辨证要点。现代常用于治疗感冒、头痛、落枕、颈背肌劳损、颈椎病、斜颈、面神经炎、下颌关节炎、风寒型肩痹证等。

（8）黄芪桂枝五物汤（《金匮要略》）

组成：黄芪、生姜各12克，白芍、桂枝各9克，大枣4枚。

用法：每日1剂，水煎服。

功效：益气温经，和营通痹。

主治：血痹证，肌肤麻木不仁，脉微涩而紧。

方解：方中黄芪益气固表，为主药；辅以桂枝温经通阳，协黄芪达表而运行气血；佐以白芍养血和营；使以生姜祛散风邪，生姜、大枣同用以调和营卫。上药合用，可使气行血畅，则血痹之证自愈。

按语：本方以局部肌肤麻木不仁为辨证要点。现代常用于治疗坐骨神经痛、末梢神经炎、肩周炎、颈椎病、类风湿关节炎、血栓闭塞性脉管炎、卒中后遗症等。

04 中医通常将颈椎病分为几种证型？

咨询： 我今年 50 岁，近段时间总感觉颈肩部疼痛不舒服，经检查被诊断为颈椎病。听说在牵引治疗的同时，根据中医辨证分型配合中药汤剂治疗效果不错，我想了解一下颈椎病的中医辨证分型情况。麻烦您给我讲一讲：中医通常将颈椎病分为几种证型？

解答： 您问的这个问题有很多颈椎病患者问过，中医的特色就是整体观念和辨证论治，中医治疗疾病是根据不同患者的不同病情，也就是不同的分型来辨证治疗的，颈椎病也是一样。根据颈椎病临床表现和发病机制的不同，中医通常将其分为太阳督脉型、风寒湿痹型、气滞血瘀型、痰瘀交阻型、气血两虚型以及肝肾不足型 6 种基本证型，下面是其临床表现。

（1）太阳督脉型：主要表现为头项肩背疼痛，颈项强硬，四肢酸痛麻木，尤其以上肢为甚，双手无力，屈伸不利，肌肤麻木，头痛头重，甚则脏腑阴阳失调，出现大小便功能障碍，出汗或无汗，全身怕冷，恶风，舌质淡红或紫黯，苔薄白或白腻，脉浮缓或浮紧。

（2）风寒湿痹型：主要表现为头项肩背和四肢疼痛、麻木，项背拘急，活动受限，颈部压痛、窜痛，颈项部可触及条索状物，上肢沉重、无力、麻木，或有肌肉萎缩，手指屈伸不利，肢端麻木，不知痛痒，同时可伴有头部沉重、胸闷、纳呆等症状，舌质淡红或暗红，苔薄白，脉沉弦或迟。

（3）气滞血瘀型：主要表现为头颈肩背和四肢疼痛麻木，多为刺痛，固定不移，夜间尤甚，肢端麻木、发绀，肢体无力或拘挛，抽掣作痛，并可有头晕眼花，耳鸣耳聋，胸闷胸痛，失眠健忘，烦躁惊厥，甚至面色无华，肌肉萎缩，发枯甲错，舌质紫暗或有瘀点、瘀斑，苔薄白或薄少，脉弦涩或沉涩。

（4）痰瘀交阻型：主要表现为头颈肩背僵硬疼痛，酸沉麻木不适，眩晕恶心，胸脘痞闷，头重如裹，咽喉梗塞不利，身重无力，转颈时症状加重，舌质淡红，舌体胖大，舌苔白腻，脉弦滑。

（5）气血两虚型：主要表现为颈肩背痛，肢体麻木无力，肌肉拘挛，形体消瘦，纳呆便溏，腹胀，神疲乏力，少气懒言，自汗，面色苍白或萎黄，心悸失眠，头昏，视物模糊，舌质淡，苔薄少，脉细弱。

（6）肝肾不足型：主要表现为眩晕时作，头痛耳鸣，颈部僵硬沉麻、疼痛，头重脚轻，走路不稳，上肢麻木不适，腰膝酸软，急躁易怒，失眠多梦，五心烦热，舌质暗红，苔薄少，脉沉细。

05 中医治疗颈椎病常用的方法有哪些？

咨询： 我今年36岁，近段时间总感觉颈部僵硬、颈肩部疼痛，颈后伸及向左、右侧活动时疼痛加重，今天到医院就诊，经检查被诊断为颈椎病。听说中医治疗颈椎病方法多、效果好，我准备采用中医的方法治疗。请问：中医治疗颈椎病常用的方法有哪些？

解答： 正像您听说的那样，中医治疗颈椎病确实方法多、效果好。中医治疗颈椎病，既可在整体观念和辨证论治精神的指导下，根据病情的需要灵活采用内服中药、外用中药或两者兼用的方法进行治疗，也可采用针灸、按摩、运动、拔罐、刮痧、热敷、沐浴等方法调治，还可运用药膳、药酒、药茶等进行调理。多种方法配合应用、综合治疗，是中医治疗颈椎病的优势所在。

内服中药就是利用中药汤剂或中成药口服进行治疗，内服中药治疗颈椎病通常以祛风散寒除湿、活血化瘀通络、舒筋缓急止痛为原则，尤其对缓解颈项部疼痛、麻木、头晕等症状疗效较佳，一般根据中医辨证结果的不同采用各不一样的治法和方剂，比如太阳督脉型采用舒筋汤、伸筋活血汤，风寒湿痹型选用羌活胜湿汤，气滞血瘀型可用桃红四物汤，痰瘀交阻型选用加味二陈汤，气血两虚型选用四物汤，肝肾不足型可用独活寄生汤等。常用的内服用中成药有天麻丸、颈复康颗粒、风湿痹痛片、骨仙片、养血荣筋丸等。外用中药是利用敷贴、熏洗、外搽、热熨等中药外用方法在病灶局部进行治疗，外用中药可使药物直达病所，在病灶局部形成药物浓度的相对优势，对缓解颈项部疼痛麻木等症状有较好的疗效，历来为医家所重视。治疗颈椎病的外用中药较多，常用的外用中成药就有正骨水、外用止痛搽剂、麝香风湿油、息伤乐酊、云南白药气雾剂、热敷灵、消伤痛搽剂等等。

对于绝大多数颈椎病患者来说，在药物治疗的基础上重视针灸、按摩、运动、拔罐、刮痧等治疗调养方法的作用，注意自我调理，诸方法配合综合调治，是缓解颈项部疼痛、麻木、头晕等症状，促进颈椎病患者顺利康复，防止病情反复的可靠手段。

06 中医是怎样辨证治疗颈椎病的？

咨询：我今年28岁，近段时间总感觉颈肩部疼痛不舒服，今天到医院就诊，经检查被诊断为颈椎病。我上网查了一下，中医辨证用中药治疗颈椎病的效果不错，不过具体怎样治疗网上没有讲。我要问的是：中医是怎样辨证治疗颈椎病的？

解答：中医辨证用中药治疗颈椎病的效果确实不错。根据颈椎病发病机制和临床表现的不同，中医通常将颈椎病分为太阳督脉型、风寒湿痹型、气滞血瘀型、痰瘀交阻型、气血两虚型、肝肾不足型6种基本证型进行辨证治疗，下面是具体治疗方法。

（1）太阳督脉型

病因：由于劳损、外伤及年老体弱等因素造成机体虚弱，或因起居不慎坐卧当风，风寒湿邪乘虚而入，首犯太阳，久病入里，导致督脉病变，卫外不固，营卫失和。

主症：头项肩背疼痛，颈项强硬，四肢酸痛麻木，尤其以上肢为甚，双手无力，屈伸不利，肌肤麻木，头痛头重，甚则脏腑阴阳失调，出现大小便功能障碍，出汗或无汗，全身怕冷，恶风，舌质淡红或紫黯，苔薄白或白腻，脉浮缓或浮紧。

治则：祛风散寒，活血和营，舒筋通络。

方药：桂枝加葛根汤加减。桂枝、当归、地龙各12克，葛根、白芍、丹参、羌活各15克，甘草6克，大枣6枚，生姜3片。

加减：风邪重者加荆芥、防风；寒邪重者加熟附子、细辛；湿邪重者加苍术、秦艽。

用法：每日1剂，水煎取汁，分早晚2次温服。

（2）风寒湿痹型

病因：素体虚弱，正气不足，腠理不密，卫外不固，复因久居湿地，涉水冒雨，汗出当风等，风寒湿邪乘虚而入，注入经络、肌肉、关节，致使气血运行不畅，经脉阻塞。

主症：头项肩背和四肢疼痛、麻木，项背拘急，活动受限，颈部压痛、窜痛，颈项部可触及条索状物，上肢沉重、无力、麻木，或有肌肉萎缩，手指屈伸不利，肢端麻木，不知痛痒，同时可伴有头部沉重、胸闷、纳呆等症状，舌质淡红或暗红，苔薄白，脉沉弦或迟。

治则：祛风散寒除湿，通经活络除痹。

方药：蠲痹汤加减。羌活、姜黄、当归、川芎各12克，赤芍、防风各10克，黄芪15克，鸡血藤30克，甘草6克，生姜3片。

加减：风胜者加荆芥、白芷；寒重者加制附子、细辛；湿重者加苍术、防己；病程较久、抽掣疼痛、肢体拘挛者，可配用全蝎、蜈蚣等具有通络止痛、祛风除湿作用的虫类药物。

用法：每日1剂，水煎取汁，分早晚2次温服。

（3）气滞血瘀型

病因：跌打损伤，脉络破损，血液留滞于脉外；或病程日久，外邪留滞经脉；或久病体虚，气血不足，血运无力，皆可使经络气血阻滞不通，导致脊柱、四肢、筋脉、关节等部位气血凝滞，经脉闭塞而呈现气滞血瘀之发病机制。

主症：头颈椎肩背和四肢疼痛麻木，多为刺痛，固定不移，夜间尤甚，肢端麻木、发绀，肢体无力或拘挛，抽掣作痛，并可有头晕眼花，耳鸣耳聋，胸闷胸痛，失眠健忘，烦躁惊厥，甚至面色无华，肌肉萎缩，发枯甲错，舌质紫暗或有瘀点、瘀斑，苔薄白或薄少，脉弦涩或沉涩。

治则：理气活血化瘀，通经活络止痛。

方药：桃红四物汤加减。桃仁、鹿衔草各12克，红花6克，当归、地龙、川芎各10克，生地黄、赤芍各15克，甘草6克，大枣6枚。

加减：气滞明显者加枳壳、木香；气虚者加党参、黄芪；血瘀明显者加三七、乳香、没药等。

用法：每日1剂，水煎取汁，分早晚2次温服。

（4）痰瘀交阻型

病因：痰瘀交阻型是在气滞血瘀型的基础上又夹痰湿，痰瘀交阻合而为病。瘀血阻络可使津液难行，聚为痰浊，痰浊滞脉亦可使血运不畅而加重瘀滞，痰瘀互结，阻滞经脉、肌肉、关节而发病。

主症：头颈肩背僵硬疼痛，酸沉麻木不适，眩晕恶心，胸脘痞闷，头重如裹，咽喉梗塞不利，身重无力，转颈时症状加重，舌质淡红，舌体胖大，舌苔白腻，脉弦滑。

治则：健脾祛湿，活血散瘀，化痰通络。

方药：导痰汤合桃红四物汤加减。半夏、枳实、当归、赤芍各10克，陈皮、茯苓、桃仁、川芎、郁金各12克，制南星9克，红花、甘草各6克，大枣6枚。

加减：眩晕较甚、呕吐频作者，选加代赭石、天麻、竹茹、生姜；脘闷腹胀、大便溏泻者，加白蔻仁、砂仁、苍术、木香；耳鸣重听者，加葱白、菖蒲；痰阻气机、郁而化火者，加黄芩、黄连等。

用法：每日1剂，水煎取汁，分早晚2次温服。

（5）气血两虚型

病因：由于病程迁延耗伤气血，或因素体脾胃虚弱，或因其他病变日久成虚，致使中气受损，气血津液生化之源不足，无力濡养脏腑，运行气血，导致筋骨失养，关节不利而成。

主症：颈肩背痛，肢体麻木无力，肌肉拘挛，形体消瘦，纳呆便溏，腹胀，神疲乏力，少气懒言，自汗，面色苍白或萎黄，心悸失眠，头昏，视物模糊，舌质淡，苔薄少，脉细弱。

治则：调养脏腑，气血双补。

方药：八珍汤加减。人参8克，白术、茯苓、当归、川芎各12克，白芍、熟地黄各15克，鸡血藤30克，甘草6克，生姜3片，大枣6枚。

加减：气虚甚者重用人参，加黄芪；血虚甚者加阿胶、紫河车粉；脾胃虚弱、食少便溏者，当归宜炒，并酌加山楂、建曲、薏苡仁、半夏、陈皮；中气不足、气虚下陷者，方宜改用补中益气汤加减。

用法：每日1剂，水煎取汁，分早晚2次温服。

（6）肝肾不足型

病因：颈椎病早期、中期患者，因失治、误治或治疗不彻底，病程迁延，精气耗伤，导致“骨痹不已，复感于邪，内舍于肾；筋痹不已，复感于邪，内舍于肝”而呈现肝肾不足之证型。另外，先天禀赋不足，劳累过度，或久病体虚，或年老体弱，或房事不节，以致肝肾亏损，筋脉、骨节失养，也可发为肝肾不足型颈椎病。

主症：眩晕时作，头痛耳鸣，颈部僵硬沉麻、疼痛，头重脚轻，走路不稳，上肢麻木不适，腰膝酸软，急躁易怒，失眠多梦，五心烦热，舌质暗红，苔薄少，脉沉细。

治则：补益肝肾，调和气血。

方药：六味地黄汤加减。熟地黄24克，山药、山茱萸、当归、茯苓、泽泻、鹿衔草各12克，鸡血藤30克，鹿角胶、川芎各10克，甘草6克，大枣6枚。

加减：偏于阳虚者加熟附子、肉桂、巴戟天、杜仲等；偏于阴虚者加龟甲胶、枸杞子、女贞子等；阴虚阳亢风动者加知母、黄柏、鳖甲、龙骨等；阳衰阴寒者加熟附子、干姜等。

用法：每日1剂，水煎取汁，分早晚2次温服。

07 如何选用单方、验方治疗颈椎病？

咨询：我患有颈椎病，正在进行牵引治疗。我知道中医治疗颈椎病的手段多、不良反应少，听说单方验方治疗颈椎病的效果就不错，我想与牵引治疗配合应用，以获得更好的疗效，但不知道如何选用单方验方。麻烦您告诉我：**如何选用单方、验方治疗颈椎病？**

解答：确实像您知道的那样，中医治疗颈椎病有众多的手段，并且疗效肯定，不良反应少，单方、验方治疗只是中医诸多治疗颈椎病方法中的一种。

单方是指药味不多，取材便利，对某些病证具有独特疗效的方剂。单方治病在民间源远流长，享有盛誉。“单方治大病”之说几乎有口皆碑，深入人心。采用单方治疗颈椎病，能有效缓解颈椎病患者颈项及肩背部酸沉疼痛不适、头晕头痛、上肢麻木等自觉症状，深受广大患者的欢迎。

验方是经验效方的简称。千方易得，一效难求，古今多少名医，毕其一生精力，在探求疾病的治疗中，反复尝试，反复验证，创造了一个个效验良方，此即验方。验方是医界同道在继承总结前人经验的基础上，融汇新知，不断创新，总结出的行之有效的经验新方。不断发掘整理名医专家治疗颈椎病的经验效方，对于指导临床实践、提高治疗颈椎病的临床疗效，无疑有举足轻重的作用。

单方、验方治疗颈椎病效果虽好，也只是中医治疗颈椎病诸多方法中的一种，若能与针灸、按摩、运动锻炼等治疗方法相互配合，采取综合性的治疗措施，其临床疗效可大为提高。需要说明的是，用于治疗颈椎病的单方、验方较多，它们各有其适用范围，由于颈椎病患者个体差异和病情轻重不一，加之部分方剂还含有毒性药物，因此在应用单方、验方时，一定要在有经验医师的指导下进行，做到根据病情辨病辨证选方用方，依单方、验方的功效和适应证仔细分析、灵活运用，并注意随病情的变化及时调整用药，切忌生搬硬套。

08 治疗颈椎病常用的单方有哪些？

咨询： 我今年48岁，生活在豫南农村，我们这里用单方调治小伤小病较为普遍。我患有颈椎病，近段时间总感觉颈部僵硬、颈肩部疼痛，听说用单方能有效缓解颈部僵硬、颈肩部疼痛，准备试一试。请您给我介绍一下：治疗颈椎病常用的单方有哪些？

解答： 人们常说“单方治大病”，单方应用得当确实能治疗颈椎病，有效缓解颈部僵硬、颈肩部疼痛。在长期的实践中，人们总结有众多行之有效的治疗颈椎病的单方，下面选取几则常用者，从处方、用法、主治3个方面予以介绍，供您参考。

处方一

处方：桑枝30克，川芎12克，天麻9克。

用法：每日 1 剂，水煎服。

主治：颈椎病颈项僵硬疼痛不适、头晕头痛。

处方二

处方：威灵仙、肉苁蓉、熟地黄、青风藤、丹参各 15 克。

用法：每日 1 剂，水煎服。

主治：颈椎骨质增生、颈椎病。

处方三

处方：白芍 30 克，木瓜 12 克，鸡血藤 15 克，葛根、甘草各 10 克。

用法：每日 1 剂，水煎服。

主治：颈椎病。

处方四

处方：全蝎 10 克，蜈蚣 2 条，鹿衔草、川芎、当归、乌梢蛇各 15 克。

用法：每日 1 剂，水煎服。

主治：颈椎病。

处方五

处方：天仙藤、羌活、白术、白芷各 9 克，片姜黄 18 克，制半夏 15 克。

用法：将上药共研成粗末，每次取 9 克，每日 2 次，生姜 5 片煎汁为引，冲服之。

主治：颈椎病。

处方六

处方：茯苓 15 克，姜半夏、白术各 12 克，片姜黄、桑枝各 10 克。生姜 6 克。

用法：每日 1 剂，水煎服。

主治：颈椎病，对太阳督脉型颈椎病效果较好。

处方七

处方：麻黄、制川乌各 6 克，黄芪、白芍各 10 克，炙甘草 3 克，蜂蜜 60 毫升。

用法：每日 1 剂，将上药（蜂蜜除外）水煎后，取药汁调入蜂蜜，分 2 次服用。

主治：风寒湿痹型颈椎病颈项部僵硬疼痛。

处方八

处方：白芍 30 克，甘草 15 克，酸枣仁、牡蛎各 10 克，威灵仙、延胡索各 12 克。

用法：每日 1 剂，水煎服。

主治：颈椎病。

处方九

处方：羌活、藁本、蔓荆子各 10 克，独活、防风各 15 克，川芎 12 克，甘草 6 克。

用法：每日 1 剂，水煎服。

主治：风寒湿痹型颈椎病。

处方十

处方：黄芪、白芍各 30 克，枸杞子、淫羊藿、川芎、葛根各15克，五加皮12克。

用法：每日1剂，水煎服。

主治：颈椎病。

处方十一

处方：川牛膝、桑枝、地龙、羌活各20克，没药、桂枝、木香各15克，白酒适量。

用法：将上药（白酒除外）研为细末，混匀后备用。每次3~6克，每日2次，用温白酒送服。

主治：太阳督脉型、风寒湿痹型颈椎病。

处方十二

处方：玉竹、桑寄生各30克，鹿衔草、白术、茯苓、牛膝、白芍各15克，甘草9克。

用法：每日1剂，水煎服。

主治：颈椎病。

09 治疗颈椎病常用的验方有哪些？

咨询：我近段时间总感觉颈部僵硬、颈肩部疼痛，颈后伸及向左、右侧活动时疼痛加重，今天到医院就诊，经检查被诊断为颈椎病。我知道中医治疗颈椎病方法多、效果好，听说有些验方治疗颈椎病效果不错。我想了解一下：治疗颈椎病常用的验方有哪些？

解答：用于治疗颈椎病的验方有很多，如果恰当应用的话，效果确实不错。需要注意的是，每个验方都有其适用范围，选用验方一定要由有经验的医师指导，切不可自作主张、生搬硬套地选用，以免引发不良事件。下面给您介绍几则治疗颈椎病常用的验方，您可咨询一下当地的医生，看是否可以选用。

（1）定眩汤

药物组成：天麻、半夏、茯苓、僵蚕、葛根、夜交藤各9克，钩藤、秦艽、磁石各18克，全蝎3克，菊花12克，甘草6克。

应用方法：每日1剂，用800毫升水先将磁石煎30分钟，再将除钩藤和全蝎之外的其他药物放入煎30分钟，最后将钩藤放入煎10分钟，滤出药液约150毫升，再加入约800毫升水煎30分钟滤出药液150毫升，之后把两次药液混匀后，分早晚2次服，全蝎焙干后碾末分次冲服，7日为1个疗程。

功能主治：平肝息风通络，燥湿化痰定眩。主治椎动脉型颈椎病。

（2）颈痛汤

药物组成：葛根、木瓜、白芍、生甘草、羌活各20克，桂枝、赤芍、威灵仙、川芎各15克，独活10克。气虚者加生黄芪15~30克，当归12克，鸡血藤15克；疼痛明显者加桃仁、红花各15克。

应用方法：每日1剂，水煎2次，将药汁兑匀后分3次温服，30日为1个疗程。

功能主治：散瘀祛邪，通络止痛。主治神经根型颈椎病。

（3）颈晕停汤

药物组成：天麻、川芎、丹参、赤芍各20克，钩藤15克，葛根30克，当归、桃仁各10克，红花6克，枳实12克。

应用方法：每日1剂，水煎取汁，分2次温服，30日为1个疗程。

功能主治：化瘀通络，平肝止眩，解肌止痉。主治椎动脉型颈椎病眩晕。

（4）丹葛舒颈汤

药物组成：丹参、葛根、桂枝、白芍各12克，生姜3片，大枣4枚。

应用方法：每日1剂，水煎服，取煎煮头3次的汤药，混匀后均分为3份，每日分早、中、晚3次服。忌酸辣、油腻等刺激性食物，10日为1个疗程，连续治疗1~2个疗程。

功能主治：祛风散寒，活血通络。主治颈型颈椎病（风寒阻络型）。

（5）柴胡桂枝汤

药物组成：柴胡、生姜、大枣各15克，半夏、黄芩各12克，党参20克，甘草6克，桂枝、白芍各10克。

应用方法：每日1剂，水煎服，7日为1个疗程。服药期间注意避风寒和休息。

功能主治：宣畅经络，理气和血，通经止痛。主治神经根型颈椎病。

（6）芎葛天麻饮

药物组成：川芎、葛根各20克，天麻、白术、杜仲、地龙各12克，黄芪30克，姜黄、泽泻、白僵蚕、当归各10克，何首乌15克。

应用方法：每日 1 剂，水煎取汁，分早、晚 2 次服，4 周为 1 个疗程。

功能主治：益气涤痰，化瘀通络。主治椎动脉型颈椎病。

（7）仙鹿芪葛汤

药物组成：淫羊藿 18 克，鹿角片、桃仁、白芍各 15 克，炙黄芪、葛根各 30 克，红花 9 克，川芎 10 克，蜈蚣 2 条，桑枝 12 克，甘草 6 克。

应用方法：每日 1 剂，水煎取汁，分 2 次服，10 日为 1 个疗程。

功能主治：温阳益气，解肌缓急，化瘀通络，解痉止痛。主治颈椎病。

（8）温养通痹汤

药物组成：黄芪 100 克，当归 15 克，白芍 30 克，桂枝、川芎、防风、乌梢蛇、生姜各 10 克，鸡血藤 20 克，甘草 6 克。颈痛者加葛根 15 克；臂痛者加羌活 6 克。

应用方法：每日 1 剂，水煎取汁，分 2 次服，10 日为 1 个疗程，服药 1~4 个疗程。同时嘱患者注意起居保暖。

功能主治：温养经脉，疏散风寒，活血化瘀，通络止痛。主治神经根型颈椎病。

（9）葛根祛风补肾汤

药物组成：葛根、川芎、威灵仙各 20 克，白芍 15 克，全蝎 3 克，天麻 10 克。恶心呕吐者加半夏、竹茹各 10 克；耳鸣者加石菖蒲 12 克，磁石 20 克；上肢麻木者加地龙 10 克，蜈蚣 1 条，桂枝 12 克。

应用方法：每日 1 剂，水煎服。

功能主治：祛风散寒，养血活血，补益肝肾，通痹止痛。

主治颈椎病。

（10）益气养血通络汤

药物组成：黄芪50克，当归、赤芍、川芎各12克，丹参15克，薏苡仁、地龙、桂枝各10克，红花9克，葛根30克。疼痛剧烈者加制乳香、制没药各8克，延胡索10克；眩晕跌仆者加钩藤、天麻各12克；颈项僵硬强直明显者加全蝎5克，蜈蚣2条。

应用方法：每日1剂，水煎服，4周为1个疗程。

功能主治：益气活血，通络化痰。主治混合型颈椎病。

10 有助于颈椎病康复的药酒验方有哪些？

咨询：我最近一段时间总感觉颈肩部疼痛不舒服，昨天到医院就诊，经检查被诊断为颈椎病。我知道颈椎病患者首先要改变不良的生活习惯，听说适当饮用药酒有助于颈椎病的康复，我准备试一试。麻烦您给我介绍一下：有助于颈椎病康复的药酒验方有哪些？

解答：药酒调治疾病，取材方便，简单易学，无须很多特殊的设备，而且疗效可靠，使用安全，深受人们的喜欢。适当饮用药酒确实能消除颈椎病患者颈肩部疼痛不舒服，有助于颈椎病的康复。您想了解有助于颈椎病康复的药酒验方有哪些，下面介绍几则，供您参考。

（1）骨刺酒

配方：羌活、独活、牛膝各50克，制川乌、制草乌、酒炒大黄各10克，白芷、鸡血藤、苏木各20克，当归、生黄芪各30克，萆薢60克，低度白酒2000毫升。

制作：将上述药物分别研成粗末，混匀后一同放入盛有低度白酒的玻璃瓶中，密闭浸泡3个月，滤去药渣，取上清液即可。

用法：每次20~30毫升，每日2次，分早、晚饮用。

功效：祛风散寒，活血止痛。

适应证：太阳督脉型、风寒湿痹型颈椎病。

（2）天麻酒

配方：天麻、骨碎补、松节、炙龟板、当归、川芎、熟地黄各15克，龙骨、炙狗骨、乌蛇、白花蛇、羌活、独活、牛膝各10克，制附子8克，火麻仁、茄子根、晚蚕砂各30克，白酒1500毫升。

制作：将上述药物分别粉碎，一同放入盛有白酒的玻璃瓶中，春、夏季密闭浸泡4日，秋、冬季密闭浸泡7日，滤去药渣，取上清液即可。

用法：每次10毫升，每日3次，分早、中、晚饮用。

功效：搜风祛邪，活血止痛，强筋壮骨。

适应证：颈椎病以颈项肩背部酸麻沉痛为主要表现者。

（3）鸡蛇酒

配方：鸡血藤、桂枝、杜仲各30克，乌梢蛇20克，红花10克，白酒2500毫升。

制作：将鸡血藤、桂枝、杜仲、乌梢蛇、红花分别研为粗末，混匀后浸入装有白酒的坛子中，5月初封坛埋入庭院50厘米深的土中，9 月中旬起坛开封，滤去药渣，取上清液。

用法：依据患者的酒量，每次 20~50 毫升，每日 2 次，中午和晚餐时饮用，7 日为 1 个疗程，一般饮用 2~3 个疗程。

功效：祛风散寒，行气活血。

适应证：颈椎病。

（4）羌活桂归酒

配方：羌活、桂枝、秦艽、防风、续断、附子各 3 克，当归、狗脊各 5 克，杜仲、晚蚕砂各 6 克，川芎、桑枝各 10 克，白酒 500 毫升。

制作：将上述药物分别研成粗末，混匀后一同放入盛有低度白酒的玻璃瓶中，密闭浸泡 14 日，滤去药渣，取上清液即可。

用法：每次 10 毫升，每日 2~3 次，分早、晚或早、中、晚饮用。

功效：祛风散寒，活血通痹，补益肝肾。

适应证：太阳督脉型、风寒湿痹型颈椎病。

（5）羌活独活酒

配方：羌活、独活各 50 克，白附子 10 克，白酒 1000 毫升。

制作：将独活、白附子分别研为粗末，混匀后与白酒一同放入器皿中，煎煮数沸，滤去药渣，取上清液即可。

用法：每次 10 毫升，每日 2 次，分早、晚饮用。

功效：祛风散寒，化痰通络。

适应证：风寒湿痹型、太阳督脉型颈椎病。

（6）杞子灵仙酒

配方：枸杞子 100 克，威灵仙 50 克，低度白酒 700 毫升。

制作：将威灵仙研成粗末，枸杞子淘洗干净，之后一同放入盛有低度白酒的玻璃瓶中，密闭浸泡7日，滤去药渣，取上清液即可。

用法：每次15~20毫升，每日2次，分早、晚饮用。

功效：补肾强筋，祛风除湿，通经止痛。

适应证：风寒湿痹型、太阳督脉型颈椎病。

（7）活血强筋酒

配方：牛膝50克，鸡血藤100克，低度白酒700毫升。

制作：将牛膝、鸡血藤分别研为粗末，一同放入盛有低度白酒的玻璃瓶中，密闭浸泡7日，滤去药渣，取上清液即可。

用法：每次15~20毫升，每日2次，分早、晚饮用。

功效：活血化瘀，通络止痛。

适应证：气滞血瘀型、风寒湿痹型、太阳督脉型颈椎病。

（8）活血祛风酒

配方：黄芪120克，当归30克，僵蚕20克，川芎、红花、地龙、全蝎各15克，蜈蚣3条，白酒2500毫升。

制作：将黄芪、当归、僵蚕、川芎、红花、地龙、全蝎、蜈蚣分别研为粗末，混匀后装入盛有白酒的玻璃瓶中，密闭浸泡2周，滤去药渣，取上清液即可。

用法：每次10~30毫升，每日3次，分早、中、晚饮用。

功效：益气活血，祛风通络。

适应证：气血虚弱型、气滞血瘀型颈椎病。

（9）独活寄生酒

配方：独活、秦艽、白芍各30克，桑寄生、防风、川芎各20克，细辛12克，当归、杜仲各50克，生地黄150克，牛膝15克，低度白酒1500毫升。

制作：将上述药物分别研成粗末，混匀后一同放入盛有低度白酒的玻璃瓶中，密闭浸泡14日，滤去药渣，取上清液即可。

用法：每次10~30毫升，每日3次，分早、中、晚饮用。

功效：益肝肾，补气血，祛风湿，止痹痛。

适应证：颈椎病以颈项肩背酸沉疼痛麻木为主要表现者。

（10）复方忍冬藤酒

配方：忍冬藤200克，鸡血藤、路路通各70克，川牛膝、白术各90克，延胡索、木瓜、当归、红花各50克，丹参、黄芪各80克，桃仁35克，枳壳25克，白酒10升。

制作：将上述药物分别研为粗末，混匀后浸入粮食酿制的白酒中，密闭浸泡30日，滤出上清液，再将药渣压榨后取液，与上清液混合，加适量甜菊苷调味，静置7日，过滤取液即可。

用法：每次5~10毫升，每日1次，晚餐时饮用，10日为1个疗程。

功效：祛风除湿，舒筋通络。

适应证：颈椎病。

（11）威灵仙薏苡仁酒

配方：威灵仙150克，薏苡仁200克，低度白酒1000毫升。

制作：将威灵仙、薏苡仁分别研为粗末，一同放入盛有低度白酒的玻璃瓶中，密闭浸泡7日，滤去药渣，取上清液即可。

用法：每次15~20毫升，每日2次，分早、晚饮用。

功效：祛风除湿，通经止痛。

适应证：风寒湿痹型颈椎病。

（12）颈肩腰腿痛药酒

配方：丹参、防风、白术、当归、川芎、生地黄、威灵仙、马鞭草、独活、爬山虎、川牛膝各15克，黄芪、金荞麦根、制首乌各30克，红花、赤芍各12克，制川乌、制草乌、三七各10克，杜仲、过江龙各25克，枸杞子20克，路路通10克，白酒2500毫升。

制作：将上述中药分别切碎，一同放入白酒中，夏季密闭浸泡7日，冬季密闭浸泡15日，滤去药渣，取上清液即可。

用法：每次5~10毫升，每日2次，分早、晚饮用，10日为1个疗程。

功效：祛风除湿通络。

适应证：颈椎病，中医辨证属风寒湿痹型、太阳督脉型者效果尤好。

11 应用药酒调治颈椎病应注意什么？

咨询：我今年47岁，近段时间总感觉颈肩部疼痛不舒服，右手指还时不时麻木，经检查被诊断为颈椎病。单位同事给弄了个配制药酒的方子，说是能调治颈椎病，让我试一试，不过我不太放心。我想知道：应用药酒调治颈椎病应注意什么？

解答：这里首先告诉您，应用药酒调治颈椎病确实有一定疗效。为了保证药酒调治颈椎病安全有效，避免发生不良反应，在应用药酒调治颈椎病时，应注意以下几点：

（1）限量饮用：李时珍说酒“少饮则和血行气，壮神御寒，消愁遣兴；痛饮则伤神耗气，损胃失精，生痰动火”。由于药酒中含有一定量的乙醇，摄入过多会损害人体健康，所以必须限量饮用，才能既发挥药效，又不致对身体造成伤害。要根据颈椎病患者的性别、年龄、生活习惯等个体差异和时令节气等，选择适宜的药酒及饮用量。如平时习惯饮酒的人饮用量可适当大一些，平素不饮酒的人其用量要小一些，年老体弱者要减量饮用，而青壮年可适当加量。同时还应注意不宜长时间饮用药酒。

（2）辨证饮用：由于所选用的药物不同，不同药酒有其各不相同的适用范围，要根据中医的理论辨证饮用药酒，切不可不加分析地乱饮。颈椎病患者要在医生的指导下选用合适的药酒，明白饮用方法和注意事项后再饮用。

（3）注意禁忌：饮用药酒应注意其禁忌证，切不可让有饮酒禁忌证的颈椎病患者饮用药酒，肝病、高血压、心脏病患者以及酒精过敏者不可饮用药酒。饮用药酒时，应避免服用肼苯哒嗪、依他尼酸、苯妥英钠、地西泮、盐酸异丙嗪等药物，以防影响药物、药酒的疗效或对身体造成伤害。

（4）配合他法：药酒取效较慢且其作用相对较弱，药酒疗法只是调治颈椎病的辅助措施，在应用药酒疗法的同时，应注意与药物、针灸、牵引、理疗、按摩、运动锻炼等其他治疗调养方法配合，以发挥综合治疗的优势，提高临床疗效。

12 治疗颈椎病常用的内服中成药有哪些？

咨询：我今年51岁，近段时间总感觉颈部僵硬、颈肩部疼痛，颈后伸及向左、右侧活动时疼痛加重，经检查被诊断为颈椎病。我相信中医，听说一些内服中成药治疗颈椎病的效果不错。请您告诉我：治疗颈椎病常用的内服中成药有哪些？

解答：用于治疗颈椎病的内服中成药有很多，它们各有不同的适用范围，下面选取临床较常用者，逐一给您介绍，但您要切记，如果要用的话，一定要在医生的指导下选用，以免引发不良事件。

（1）骨刺片

药物组成：昆布、骨碎补、党参、桂枝、威灵仙、牡蛎、杜仲叶、鸡血藤、附片、制川乌、制草乌、延胡索、白芍、三七、马钱子粉。

功能主治：散风邪，祛寒湿，舒筋活血，通络止痛。用于颈椎、胸椎、腰椎、跟骨等骨关节增生性疾病，对风湿性关节炎、类风湿关节炎也有一定疗效。治疗颈椎病尤其适用于风寒湿痹型、太阳督脉型以及气滞血瘀型患者。

用法用量：每次3片（每片重0.3克），每日3次，温开水送服。

注意事项：孕妇忌服。

（2）天麻丸

药物组成：天麻、羌活、独活、杜仲、牛膝、萆薢、附子、当归、生地黄、玄参。

功能主治：祛风除湿，舒筋通络，活血止痛。用于肢体拘挛，手足麻木，腰腿酸痛。治疗颈椎病适用于太阳督脉型、气滞血瘀型、痰瘀交阻型以及风寒湿痹型患者。

用法用量：每次 1 袋（每袋重 6 克），每日 2~3 次，温开水送服。

注意事项：孕妇慎服。

（3）正天丸

药物组成：钩藤、白芍、川芎、当归、熟地、白芷、防风、羌活、桃仁、红花、细辛、独活、麻黄、附片、鸡血藤。

功能主治：疏风活血，养血平肝，通络止痛。用于外感风邪，瘀血阻络，血虚失养，肝阳上亢引起的多种头痛（紧张性头痛、颈椎病头痛、经前头痛等）。治疗颈椎病适用于风寒湿痹型、气滞血瘀型、太阳督脉型以及肝肾不足型患者。

用法用量：每次 1 袋（每袋重 6 克），每日 2~3 次，饭后用温开水送服，15 日为 1 个疗程。

注意事项：孕妇忌服。

（4）愈风丸

药物组成：苍术、白芷、川乌、草乌、天麻、防风、荆芥穗、羌活、独活、麻黄、当归、川芎、石斛、何首乌、甘草。

功能主治：祛风散寒，除湿止痛。用于风寒湿邪引起的四肢关节疼痛，筋脉拘挛，屈伸不利，沉重难移，手足麻木。治疗颈椎病适用于风寒湿痹型、太阳督脉型及痰瘀交阻型患者。

用法用量：每次1丸（每丸重9克），每日2次，黄酒或温开水送服。

注意事项：本品含有毒之川乌、草乌，不宜过量服用，孕妇忌服。

（5）散寒活络丸

药物组成：乌梢蛇、土鳖虫、地龙、独活、羌活、荆芥、制川乌、制草乌、威灵仙、防风、香附、桂枝。

功能主治：追风散寒，舒筋活络。用于风寒湿邪引起的肩背疼痛，手足麻木，腰腿疼痛，行走困难。治疗颈椎病适用于风寒湿痹型、太阳督脉型及痰瘀交阻型患者。

用法用量：每次1丸（每丸重3克），每日2次，温开水送服。

注意事项：孕妇忌服。

（6）颈复康颗粒

药物组成：黄芪、桃仁、红花、穿山甲、威灵仙、丹参、川芎、王不留行、党参、生地黄、葛根、白芍、地龙、羌活、秦艽、乳香、没药、生石决明。

功能主治：补气养血，活血化瘀，活络止痛。用于各种类型的颈椎病，尤其适用于风湿瘀阻引起的以头晕、颈肩臂疼痛、上肢麻木为主要症状者。

用法用量：每次1~2袋（每袋重5克），每日2次，饭后温开水送服。

注意事项：孕妇忌服，消化性溃疡、肾性高血压患者慎用。

（7）痹痛宁胶囊

药物组成：马钱子粉、全蝎、僵蚕、麻黄、川牛膝、刺五加浸膏。

功能主治：祛风除湿，消肿定痛。用于治疗寒湿阻络引起的颈椎病、肩周炎、类风湿关节炎、腰腿疼痛、四肢麻木等。

用法用量：每次2~3粒（每粒重0.3克），每日3次，饭后温开水送服。

注意事项：孕妇忌服。

（8）骨刺消痛液

药物组成：乌梅、川芎、桂枝、独活、当归、草乌、红花、川乌、木瓜、麻黄、牛膝、铁丝威灵仙。

功能主治：祛风通络，活血止痛。用于颈椎、腰椎、四肢关节骨质增生引起的酸胀、麻木、疼痛等。治疗颈椎病适用于肝肾不足型、风寒湿痹型、太阳督脉型以及气滞血瘀型患者。

用法用量：每次10~15毫升，每日2次，口服。

注意事项：本品含乌头碱，有毒，不可过量服用；孕妇忌服，肝、肾功能不全者、严重心脏病患者慎用。

（9）虎力散胶囊

药物组成：制草乌、三七、断节参、白云参。

功能主治：祛风除湿，舒筋活络，消肿定痛。用于风湿麻木，筋骨疼痛，跌打损伤，创伤流血。治疗颈椎病尤其适用于风寒湿痹型、气滞血瘀型患者。

用法用量：每次1粒（每粒重0.3克），每日1~2次，黄酒或温开水送服。

注意事项：孕妇忌服。

（10）壮骨关节丸

药物组成：狗脊、淫羊藿、独活、骨碎补、木香、鸡血藤、续断、熟地黄。

功能主治：补益肝肾，养血活血，舒筋活络，理气止痛。

用于肝肾亏虚、风寒湿痹所致之四肢关节疼痛，肩背、腰腿酸沉拘挛，屈伸不利，沉重难移，手足麻木，以及各种退行性骨关节炎、腰肌劳损出现上述症状者。治疗颈椎病适用于气血两虚型、肝肾不足型患者。

用法用量：每次6克，每日2次，温开水送服。

注意事项：肝功能异常者慎用。

（11）抗骨质增生丸

药物组成：熟地黄、肉苁蓉、淫羊藿、女贞子、骨碎补、鸡血藤、莱菔子、枸杞子、牛膝。

功能主治：补肝肾，强筋骨，理气活血，通络止痛。用于治疗颈椎综合征，颈项、肩背以及上肢疼痛、麻木，头晕头痛者。

用法用量：每次1丸（每丸重3克），每日3次，温开水送服。

注意事项：孕妇慎服，肾性高血压患者慎用。

（12）龙骨颈复康胶囊

药物组成：地龙、龙骨、红花、马钱子、乳香、没药。

功能主治：舒筋通络，活血祛瘀，消肿止痛。用于治疗颈椎病、肩周炎、坐骨神经痛等。

用法用量：每次5粒（每粒重0.25克），每日3次，饭后温开水送服。

注意事项：孕妇及哺乳期妇女忌服。

13 治疗颈椎病常用的外用中成药有哪些？

咨询：我今年57岁，最近总感觉颈肩部僵硬、疼痛，经检查被诊断为颈椎病。我知道治疗颈椎病局部外用药物要比内服用药效果要好，听说有一些外用中成药治疗颈椎病的效果不错，想试一试。请您给我介绍一下：治疗颈椎病常用的外用中成药有哪些？

解答：正像您所知道的那样，治疗颈椎病局部外用药物要比内服用药效果要好，外用中成药治疗颈椎病的效果确实不错。下面介绍一些治疗颈椎病常用的外用中成药，您可以在医生的指导下选择使用。

（1）狗皮膏

药物组成：生川乌、生草乌、羌活、独活、青风藤、五加皮、防风、威灵仙、苍术、蛇床子、麻黄、高良姜、小茴香、官桂、当归、赤芍、木瓜、苏木、大黄、油松节、续断、川芎、白芷、乳香、没药、冰片、樟脑、丁香、肉桂。

功能主治：祛风散寒，活血止痛。用于风寒湿邪、气滞血瘀引起的四肢麻木，腰腿疼痛，筋脉拘挛，跌打损伤，闪腰岔气，脘腹冷痛，经行作痛，寒湿带下，积聚痞块。治疗颈椎病尤其适用于风寒湿痹型、气滞血瘀型患者。

用法用量：生姜擦净患处皮肤，将膏药加温软化后贴于患处。

注意事项：孕妇忌贴腰部、腹部。

（2）消痛贴膏

药物组成：独一味、棘豆、姜黄、花椒、水牛角、水柏枝。

功能主治：活血化瘀，消肿止痛。用于急慢性扭挫伤，跌打瘀痛，骨质增生，风湿及风湿疼痛，亦用于落枕、颈椎病、肩周炎，腰肌劳损和陈旧性伤痛。治疗颈椎病尤其适用于气滞血瘀型患者。

用法用量：将患处皮肤洗净擦干后贴于患处，每贴敷 1 天。

注意事项：孕妇及皮肤有破损者忌用。

（3）伤友擦剂

药物组成：防己、细辛、桂枝、荆芥、樟脑。

功能主治：活血散瘀，消肿止痛。用于各种闭合性软组织损伤，关节扭伤，瘀血肿痛，以及各种表浅的软组织无菌性炎症。治疗颈椎病适用于风寒湿痹型、太阳督脉型以及气滞血瘀型患者。

用法用量：每日 4~6 次，涂擦患处。

注意事项：擦后有过敏反应者，应及时停用。

（4）镇江橡胶膏

药物组成：乌梢蛇、生巴豆、生马钱子、独活、生草乌、白芷、白芥子、土元、桃仁、冰片、松节油、水杨酸甲酯、曼陀罗子、羌活、生川乌、生南星、红花、麻黄、樟脑、防风、当归、肉桂、薄荷脑。

功能主治：祛风止痛，活血消肿。用于风湿引起的四肢麻木，关节疼痛，肌肉酸痛及跌打损伤。治疗颈椎病尤其适用于风寒湿痹型、太阳督脉型以及气滞血瘀型患者。

用法用量：外用贴患处。

注意事项：皮肤破损、溃烂处忌用。

（5）复方热敷散

药物组成：川芎、红花、陈皮、柴胡、乌药、独活、干姜、艾叶、侧柏叶、铁粉。

功能主治：祛风散寒，温经通脉，活血化瘀，活络消肿，消炎止痛。用于骨关节、韧带等软组织的挫伤、损伤和扭伤，骨退行性病变引起的疼痛、水肿和炎症，如关节炎、颈椎病、肩周炎、腰肌劳损、坐骨神经痛等，也用于胃寒腹痛、妇女痛经及高寒、地下作业者的劳动保护。治疗颈椎病适用于各种类型的患者。

用法用量：每次 1 袋或数袋，外用。用时拆去外包装，将内袋药物搓揉均匀，开始发热后，放在疼痛处熨敷（过热时可另垫衬布），根据病痛随时可使用。

注意事项：皮肤破损、溃烂处忌用，孕妇忌用。

（6）消炎镇痛膏

药物组成：薄荷脑、樟脑、水杨酸甲酯、盐酸苯海拉明、冰片、颠茄流浸膏、麝香草。

功能主治：消炎镇痛。用于神经痛，风湿痛，肩痛，关节痛，肌肉疼痛等。治疗颈椎病适用于各种类型的患者。

用法用量：每次 1 贴，外贴患处。

注意事项：孕妇忌用，局部出血、溃烂者忌用，对本品过敏者忌用。

（7）关节镇痛膏

药物组成：辣椒、肉桂、秦艽、细辛、桂枝、当归、荆芥、赤芍、丁香、生附子、姜黄、羌活、生草乌、独活、白芷、川芎、防风、青木香、红花、生川乌、薄荷脑、水杨酸甲酯、冰片、樟脑、颠茄流浸膏。

功能主治：祛风除湿，活血止痛。用于风寒湿痹，关节、肌肉酸痛及扭伤等。治疗颈椎病尤其适用于风寒湿痹型、太阳督脉型、气滞血瘀型患者。

用法用量：每次 1 贴，贴患处。

注意事项：孕妇慎用。

（8）天和追风膏

药物组成：生草乌、麻黄、细辛、羌活、乌药、白芷、高良姜、独活、威灵仙、生川乌、肉桂、红花、桃仁、苏木、赤芍、乳香、没药、当归、蜈蚣、蛇蜕、海风藤、牛膝等。

功能主治：温经通络，祛风除湿，活血止痛。用于风湿痹痛，腰背酸痛，四肢麻木，经脉拘挛等。治疗颈椎病适宜于风寒湿痹型、太阳督脉型、气滞血瘀型患者。

用法用量：将患处皮肤洗净擦干后贴于患处。

注意事项：孕妇及皮肤有破损者忌用。

（9）骨友灵擦剂

药物组成：制川乌、威灵仙、防风、蝉蜕、鸡血藤、红花、制首乌、续断、延胡索、陈醋、白酒。

功能主治：祛风散寒，活血止痛。用于风寒湿痹，症见关节肿胀、疼痛、屈伸不利等。治疗颈椎病尤其适用于风寒湿痹型、气滞血瘀型患者。

用法用量：每次 2~5 毫升，每日 2~3 次，涂于患处，热敷 20~30 分钟。

注意事项：孕妇及皮肤有破损者忌用。

（10）伤湿止痛膏

药物组成：伤湿止痛流浸膏、水杨酸甲酯、薄荷脑、樟脑、芸香浸膏、颠茄流浸膏。

功能主治：祛风湿，活血止痛。用于风湿关节痛，肌肉痛，以及扭伤肿痛。治疗颈椎病适用于各种类型的患者。

用法用量：将患处皮肤洗净擦干后贴于患处。

注意事项：孕妇慎用，对橡胶膏过敏者、皮肤有破损者忌用。

14 什么是刺血疗法？应用刺血疗法治疗颈椎病应注意什么？

咨询：我今年52岁，患颈椎病已有一段时间，总感觉颈肩部僵硬、疼痛，服用过中西药，也牵引过，效果都不太好。听说刺血疗法治疗颈椎病的效果不错，我想进一步了解一下。请问：<u>什么是刺血疗法？应用刺血疗法治疗颈椎病应注意什么？</u>

解答：刺血疗法也称刺络疗法，是利用三棱针等工具刺破人体的一些浅表血络，放出少量血液以达到防治疾病目的的一种独特治疗方法。刺血疗法的工具可以采用三棱针、粗毫针、梅花针等，刺血疗法的常用手法则有点刺法、挑刺法和密刺法。

为了保证安全有效，避免不良反应和意外事故发生，在应用刺血疗法治疗颈椎病时，应注意以下几点。

（1）要注意刺血疗法的禁忌证，严防对有禁忌证的颈椎病患者进行刺血治疗。患有出血性疾病、贫血、低血压者，局部皮肤有感染、溃疡、冻伤者，妇女在孕期、产后以及月经期，患有严重的心、肝、肾等疾病者，以及体质虚弱、过于饥饿、精神高度紧张者，均不宜进行刺血治疗。

（2）施术前要对针具、施术部位进行严格消毒，以防发生感染；施术时动作要快，手法要轻；针具刺入不要太深，创口不要太大，出血量不可过多，要注意避开动脉和静脉大血管进行刺血治疗。

（3）在使用刺血疗法过程中，若发生晕针现象，应立即让患者平卧，进行相应的处理。刺血治疗后要注意休息，不要过于劳累、饥饿，不宜食用刺激性食物。

需要提醒的是，应用刺血疗法治疗颈椎病前需要去正规中医院辨明体质，且必须由专业中医师操作，患者切不可自行在家盲目使用此疗法。

15 治疗颈椎病常用的刺血方法有哪些？

咨询：我是个中医爱好者，前段时间参加实用中医技术培训，授课老师介绍了刺血疗法，说刺血疗法治疗颈椎病的效果不错。正好家人患有颈椎病，我准备用刺血疗法给他调理一下。我要问的是：治疗颈椎病常用的刺血方法有哪些？

解答：刺血疗法治疗颈椎病的效果确实不错，您想了解治疗颈椎病常用的刺血方法有哪些，下面给您介绍几种，供您参考。

方法一

取穴：大椎。

操作：患者取适当的体位，充分暴露局部皮肤，常规消毒后，用梅花针在大椎穴处反复叩刺，至皮肤发红并有少量出血点为度。通常每 3 日刺血治疗 1 次。

适应证：颈椎病。

方法二

取穴：大椎、肩井。

操作：患者取适当的体位，充分暴露局部皮肤，常规消毒后，用三棱针在大椎、肩井穴处点刺，并挤出血液 2~3 滴。通常每 3 日刺血治疗 1 次。

适应证：颈椎病。

方法三

取穴：病变椎体相应的夹脊穴。

操作：患者取适当的体位，充分暴露局部皮肤，常规消毒后，用梅花针在病变椎体相应的夹脊穴处反复叩刺，至皮肤发红并有少量出血点为度。

适应证：颈椎病以颈项部酸沉疼痛为主要表现者。

方法四

取穴：颈椎 5~7 棘突、大椎、风门。

操作：患者取适当的体位，充分暴露局部皮肤，常规消毒后，用梅花针在颈椎$_{5\sim7}$棘突、大椎、风门穴处反复叩刺，至皮肤发红并有少量出血为度。通常每 3 日刺血治疗 1 次，3~5 次为 1 个疗程。

适应证：颈椎病。

方法五

取穴：压痛点、第 7 颈夹脊、大椎。

操作：患者取适当的体位，充分暴露局部皮肤，常规消毒后，用左手拇指、食指二指提捏起局部皮肤，右手用三棱针在上述穴位处快速点刺 2~3 下，并挤捏使之出血 2~3 滴。

适应证：颈椎病以颈项肩背部疼痛为突出表现者。

16 治疗颈椎病常用的艾灸处方有哪些?

咨询：我朋友曾患颈椎病，总感觉颈部僵硬、颈肩部疼痛，是通过艾灸治好的。我近段时间也总感觉颈部僵硬、颈肩部疼痛，经检查被诊断为颈椎病，也想用艾灸治疗。听说治疗颈椎病的艾灸处方有很多，麻烦您告诉我：治疗颈椎病常用的艾灸处方有哪些？

解答：艾灸简单易行，人们乐于接受，是自我治疗调养颈椎病，缓解颈部僵硬、颈肩部疼痛的有效方法。治疗颈椎病的艾灸处方有很多，下面选取临床较常用者，从取穴、操作、适应证 3 个方面逐一给您介绍。

处方一

取穴：风池。

操作：患者取适当的体位，采用艾条温和灸的方法，先靠近风池穴艾灸，然后慢慢抬高，直到患者感到有温热感、比较舒适时，便固定在这一位置进行连续熏灸，至穴位局部皮肤发红为度。通常每次熏灸 5~10 分钟，每日灸治 1 次，10 次为 1 个疗程。

适应证：椎动脉型颈椎病。

处方二

取穴：大椎、肩井。

操作：患者取适当的体位，采用艾炷隔姜灸的方法，穴位上放 3 毫米厚的姜片，中间穿数孔，姜片上放中艾炷，依次灸治大椎、肩井穴。通常每次每穴灸 5~7 壮，每灸 1 壮患者有烧灼痛时，即将姜片在穴位处旋转移动，待艾炷燃尽为止，再易艾炷，隔日灸治 1 次，7 次为 1 个疗程。

适应证：各型颈椎病。

处方三

取穴：颈夹脊、阿是。

操作：患者取适当的体位，采用艾条温和灸的方法，先靠近颈夹脊、阿是穴艾灸，然后慢慢抬高，直到患者感到有温热感、比较舒适时，便固定在这一位置进行连续熏灸，至穴位局部皮肤发红为度。通常每次熏灸 10 分钟左右，每日或隔日灸治 1 次，7~10 次为 1 个疗程。

适应证：各型颈椎病。

处方四

取穴：大椎、肩髃、阿是。

操作：患者取适当的体位，采用艾条雀啄灸的方法，依次用艾条一上一下地活动旋灸大椎、肩髃、阿是穴。通常每次每穴熏灸 5~10 分钟，每日灸治 1 次，7~10 次为 1 个疗程。

适应证：颈椎病以颈肩部疼痛不适为主要表现者。

处方五

取穴：颈夹脊、阿是、大椎。

操作：患者取适当的体位，采用艾条温和灸的方法，先靠近颈夹脊、阿是、大椎穴艾灸，然后慢慢抬高，直到患者感到有温热感、比较舒适时，便固定在这一位置进行连续熏灸，至穴位局部皮肤发红为度。通常每次熏灸 10 分钟左右，每日或隔日灸治 1 次，7~10 次为 1 个疗程。

适应证：颈型颈椎病。

处方六

取穴：大椎、风门、颈夹脊。

操作：患者取适当的体位，采用艾炷隔姜灸的方法，穴位上放 3 毫米厚的姜片，中间穿数孔，姜片上放中艾炷，依次灸治大椎、风门、颈夹脊穴。通常每次每穴灸 3~5 壮，每灸 1 壮患者有烧灼痛时，即将姜片在穴位处旋转移动，待艾炷燃尽为止，再易艾炷，隔日灸治 1 次，7 次为 1 个疗程。

适应证：神经根型颈椎病。

处方七

取穴：风门、阿是（压痛点）。

操作：患者取适当的体位，采用艾条温和灸的方法，先靠近风门、阿是穴艾灸，然后慢慢抬高，直到患者感到有温热感、比较舒适时，便固定在这一位置进行连续熏灸，至穴位局部皮肤发红为度。通常每次熏灸 5~10 分钟，每日灸治 1 次，10 次为 1 个疗程。

适应证：颈椎病以颈项肩背部疼痛为突出表现者。

处方八

取穴：天柱、大椎、风池、肩髃。

操作：患者取适当的体位，采用艾条雀啄灸的方法，用艾条依次一上一下地活动旋灸天柱、大椎、风池、肩髃穴。通常每次每穴熏灸 5~10 分钟，每日灸治 1 次，10 次为 1 个疗程。

适应证：各型颈椎病。

处方九

取穴：阿是、肩髃、肩贞、肩髎。

操作：患者取适当的体位，采用艾条温和灸的方法，用艾条依次悬灸阿是、肩髃、肩贞、肩髎穴。通常每次每穴熏灸 5~10 分钟，每日灸治 1 次，7~10 次为 1 个疗程。

适应证：颈椎病以颈项肩背部酸痛沉麻为突出表现者。

处方十

取穴：大椎、颈夹脊（夹脊穴是第 1 颈椎至第 5 腰椎各椎棘突下旁开 0.5~1 寸处的穴位，共计 48 穴，颈夹脊是颈椎棘突下旁开 0.5~1 寸处的穴位）。

操作：患者取适当的体位，采用艾条温和灸的方法，先靠近大椎及颈夹脊穴艾灸，然后慢慢抬高，直到患者感到有温热感、比较舒适时，便固定在这一位置进行连续熏灸，至穴位局部皮肤发红为度。通常每次熏灸5~10分钟，每日灸治1次，10次为1个疗程。

适应证：各型颈椎病。

17 应用艾灸疗法治疗颈椎病应注意什么？

咨询：我近段时间总感觉颈肩部疼痛不舒服，经检查被诊断为颈椎病。听说艾灸治疗颈椎病的效果不错，女儿购买了艾条，准备让我用艾灸调理一下。我知道应用艾灸疗法治疗疾病是有注意事项的，请您给我讲一讲：应用艾灸疗法治疗颈椎病应注意什么？

解答：艾灸治疗调养疾病确实有其注意事项，了解这些注意事项，是保证艾灸治疗安全有效的前提和基础。这里给您介绍一下应用艾灸疗法治疗颈椎病应注意的问题，希望您在了解这些注意事项后再进行艾灸。

（1）以中医理论为指导，根据患者的病情和体质选择合适的穴位和艾灸方法，严防对有艾灸禁忌证的患者进行艾灸治疗。治疗颈椎病常用局部取穴法选取颈项部穴位，施灸时取穴要准确，灸穴不宜过多，火力要均匀，切忌乱灸、暴灸。同时要注意严格消毒，防止感染发生。

（2）施灸的顺序，一般是从上至下，先背部、后腹部，先头部、后四肢，先灸阳经、后灸阴经，在特殊情况下则可灵活运用，不必拘泥。对皮肤感觉迟钝的患者，施治过程中要不时用手指置于施灸部位，以测知患者局部皮肤的受热程度，便于随时调节施灸的距离，避免烫伤。

（3）施灸过程中要严防艾火滚落烧伤皮肤或烧坏衣服、被褥等，施灸完毕必须把艾条、艾炷之火熄灭，以防复燃发生火灾。施灸后还要做好灸后处理，如果因施灸时间过长局部出现小水疱者，注意不要擦破，可任其自然吸收；如果水疱较大，可局部消毒后用毫针刺破水疱放出疱液，或用注射器抽出疱液，再涂以甲紫溶液，并用纱布包敷，以避免感染等不良反应。

（4）艾灸疗法应注意与药物治疗、运动锻炼、针刺疗法、按摩疗法、拔罐疗法等配合应用，以提高临床疗效。

18 什么是耳穴贴压法？应用耳穴贴压法调治颈椎病应注意什么？

咨询： 我最近总感觉颈部僵硬、颈肩部疼痛，经检查被诊断为颈椎病。自从得病后我特别关注颈椎病的防治知识，听说耳穴贴压法方法简单，能调治颈椎病，想进一步了解一下。我要咨询的是：什么是耳穴贴压法？应用耳穴贴压法调治颈椎病应注意什么？

解答： 耳为宗脉之所聚，十二经脉皆上通于耳，全身各脏腑也都与耳有紧密的联系，当人体内脏或躯体发生病变时，在耳郭相应的部位常出现"阳性反应点"，这些反应点又叫刺激点、压痛点、敏感点等，针灸学称之为"耳穴"。

耳穴不仅可以作为诊断疾病的方法，而且还可以通过对耳穴的刺激以达到治疗疾病的目的。通过刺激耳穴以治疗疾病的方法称之为耳穴疗法。耳穴疗法的种类较多，有毫针法、电针法、梅花针法、埋针法等耳穴针刺法，以及贴膏药法、压丸法等耳穴贴压法。就调治颈椎病来说，方法简单、效果较为明显的耳穴疗法是耳穴贴压法。

耳穴贴压法是选用质硬而光滑的小粒药物种子或药丸等物贴压耳穴，以替代耳针刺激耳部穴位的一种耳穴治疗方法。常用的压丸材料有王不留行籽、油菜籽、六神丸、喉症丸、牛黄消炎丸等，同时宜将胶布剪成 0.6 厘米 ×0.6 厘米大小的数块备用。治疗时先探寻其压痛点(耳穴)，颈椎病患者常取颈、肩、颈椎、枕、肩关节、锁骨、神门、交感等耳穴。之后用酒精棉球消毒局部皮肤，待干后左手固定耳郭，右手用镊子夹取粘有压丸的胶布小块，对准上述穴位贴压，并按压数分钟，以获得耳郭发热、发胀、放散的"针感"。

应当注意的是，耳穴贴压前应对选用的耳穴处进行局部消毒，夏季多汗贴压时间不宜过长，耳部有炎症、溃烂以及冬季耳郭有冻疮时不宜贴压，对胶布、麝香止痛膏等贴用材料过敏者不宜贴压，每次贴压选取的穴位不宜过多，患者自行按压时切勿搓揉，以免搓破皮肤造成耳部感染。由于耳穴贴压法作用较弱，临证时还应注意与其他疗法配合应用，以提高疗效。

19 调治颈椎病常用的耳穴贴压处方有哪些？

咨询： 我今年55岁，患有颈椎病，正在进行牵引治疗。听说耳穴贴压法能调治颈椎病，我准备配合牵引治疗试一试，已经买来常用耳穴示意图，但还不清楚用什么耳穴贴压处方。我想知道：**调治颈椎病常用的耳穴贴压处方有哪些？**

解答： 耳穴贴压法取材方便，简单易学，无须特殊的设备，而且疗效可靠，使用安全，是深受人们喜欢的外治方法。您患有颈椎病，准备将牵引治疗与耳穴贴压法配合起来治疗颈椎病的想法是可行的。需要说明的是，耳穴贴压法选穴要准确，同时贴压也有很多技巧，最好让有经验的医生进行贴压治疗，以保证其安全有效。下面介绍一些调治颈椎病常用的耳穴贴压处方，供您参考。

处方一

取穴：颈椎、颈、肝、肾、枕。

操作：先用75%的酒精棉球擦洗耳郭以消毒，再用消毒棉球擦干，继而在耳郭前面、背面自上而下全面按揉3~5次，以疏通耳郭腧穴经气。接着根据常用耳穴示意图，找到所选取的颈椎、颈、肝、肾、枕穴的位置，用1厘米 ×1厘米大小的胶布粘上直径为 0.2 厘米的磁珠，分别贴于上述耳穴上。通常双耳穴位交替贴压，3~5 日换贴 1 次，贴压 5 次为 1 个疗程，每日自行按压耳穴 3~5 次，每次每穴按压 2~3 分钟。

适应证：颈椎病。

处方二

取穴：肝、颈、肺、脾、肾、心。

操作：先用 75% 的酒精棉球擦洗耳郭以消毒，再用消毒棉球擦干，继而在耳郭前面、背面自上而下全面按揉 3~5 次，以疏通耳郭腧穴经气。接着根据常用耳穴示意图，找到所选取的肝、颈、肺、脾、肾、心穴的位置，用 0.5 厘米 ×0.5 厘米大小的胶布粘上王不留行籽，分别贴于上述耳穴上。通常双耳穴位交替贴压，隔日换贴 1 次，贴压 10 次为 1 个疗程，每日自行按压耳穴 3~5 次，每次每穴按压 2~3 分钟。

适应证：颈椎病。

处方三

取穴：颈椎、肾、肝、内分泌、脾、神门、枕。

操作：先用 75% 的酒精棉球擦洗耳郭以消毒，再用消毒棉球擦干，继而在耳郭前面、背面自上而下全面按揉 3~5 次，以疏通耳郭腧穴经气。接着根据常用耳穴示意图，找到所选取的颈椎、肾、肝、内分泌、脾、神门、枕穴的位置，用 0.5 厘米 ×0.5 厘米大小的胶布粘上王不留行籽，分别贴于上述耳穴上。通常双耳穴位交替贴压，隔日换贴 1 次，贴压 10 次为 1 个疗程，每日自行按压耳穴 3~5 次，每次每穴按压 2~3 分钟。

适应证：颈椎病。

处方四

取穴：肝、肾、脑点、颈椎、交感、神门、内分泌、皮质下。

操作：先用75%的酒精棉球擦洗耳郭以消毒，再用消毒棉球擦干，继而在耳郭前面、背面自上而下全面按揉3~5次，以疏通耳郭腧穴经气。接着根据常用耳穴示意图，找到所选取的肝、肾、脑点、颈椎、交感、神门、内分泌、皮质下的位置，用0.5厘米×0.5厘米大小的胶布粘上王不留行籽，分别贴于上述耳穴上。通常双耳穴位交替贴压，3~5日换贴1次，贴压5次为1个疗程，每日自行按压耳穴3~5次，每次每穴按压2~3分钟。

适应证：颈椎病。

处方五

取穴：颈椎、颈、交感、神门、肾、肝、脾。头晕者加枕、额、缘中。

操作：先用75%的酒精棉球擦洗耳郭以消毒，再用消毒棉球擦干，继而在耳郭前面、背面自上而下全面按揉3~5次，以疏通耳郭腧穴经气。接着根据常用耳穴示意图，找到所选取的颈椎、颈、交感、神门、肾、肝、脾等耳穴的位置，用1厘米×1厘米大小的胶布粘上直径为0.2厘米的磁珠，分别贴于上述耳穴上。通常双耳穴位交替贴压，3~5日换贴1次，贴压5次为1个疗程，每日自行按压耳穴3~5次，每次每穴按压2~3分钟。

适应证：颈椎病。

处方六

取穴：颈椎、肝、肾、神门、皮质下。头痛者加枕、额；肩背痛者加锁骨、肩、肘；眩晕者加内耳、枕。

操作：先用 75% 的酒精棉球擦洗耳郭以消毒，再用消毒棉球擦干，继而在耳郭前面、背面自上而下全面按揉 3~5 次，以疏通耳郭腧穴经气。接着根据常用耳穴示意图，找到所选取的颈椎、肝、肾、神门、皮质下等耳穴的位置，用 0.5 厘米 ×0.5 厘米大小的胶布粘上王不留行籽，分别贴于上述耳穴上。通常两耳穴位交替贴压，隔日换贴 1 次，贴压 10 次为 1 个疗程，每日自行按压耳穴 3~5 次，每次每穴按压 2~3 分钟。

适应证：颈椎病。

20 拔罐治疗颈椎病有什么作用?

咨询：我近段时间总感觉颈肩部僵硬、疼痛，昨天到医院就诊，经检查被诊断为颈椎病。我不想吃药，担心有不良反应，听说拔罐能治疗颈椎病，缓解颈肩部僵硬、疼痛，我对拔罐治疗颈椎病将信将疑，想了解一下。请问：拔罐治疗颈椎病有什么作用?

解答：这里首先告诉您，拔罐确实能治疗颈椎病。拔罐疗法又称“负压疗法”“吸筒疗法”，是以罐为工具，利用燃烧、蒸汽、抽气等，使罐中形成负压，把罐吸附于施术部（穴）位，产生温热、负压等刺激，造成局部充血、瘀血现象，以达到治疗疾病目的的一种独特防病治病方法。

拔罐疗法取材方便，简单易学，无须很多特殊的贵重设备，家庭中随处可得的罐、瓶都可作为拔罐工具进行治疗，而且疗效可靠，使用安全，是深受人们喜欢，在我国民间应用最广、最具特色的外治方法。拔罐疗法不仅用于治疗颈椎病、肩周炎、落枕、软组织损伤、腰腿痛、肌肉痉挛等外伤科疾病，也用于支气管哮喘、失眠、急性胃肠炎、头痛、卒中后遗症、感冒等内科疾病。

拔罐治疗颈椎病有肯定的疗效，根据中医理论，在人体一定部位拔罐，可温经散寒，祛风除湿，疏通经络，活血化瘀，消肿止痛，通利关节，吸毒排毒。同时，通过经络内外连通，起到调整阴阳、调节脏腑功能、扶正祛邪的作用。颈椎病患者通过在颈项肩背部拔罐，可改善颈项肩背部血液循环，缓解肌肉痉挛，达到温经散寒，疏通经络，活血化瘀，消肿止痛，通利关节，缓解颈项肩背部酸、麻、沉、痛等症状，促使颈椎病逐渐康复的目的。

现代研究证实，拔罐是通过机械作用、温热作用及自我调节作用以达到治疗疾病目的的。拔罐疗法对局部皮肤有温热刺激作用（抽气法除外），能使局部血管扩张，血流量增加，同时可增强血管壁的通透性，使局部浅层组织发生被动充血，从而促进局部血液循环，加速新陈代谢，改善局部组织的营养状态，提高机体组织的活力。治疗时罐内形成负压，使局部毛细血管充血、扩张甚至破裂，由于红细胞破裂，出现自体溶血现象，使表皮紫黑，随即产生一种类组胺物质，随体液周流全身，刺激组织器官，增强其功能活力，提高机体的抵抗力。另外，机械刺激可通过皮肤感受器和血管感受器的反射途径传到中枢神经系统，调节其兴奋与抑制过程，使之趋于平衡，加强对身体各部分的调节和控制能力，增强人体免疫功能，促使病体趋于康复。

21 治疗颈椎病常用的拔罐处方有哪些？

咨询： 我今年58岁，生活在农村。在我们这里用拔罐的方法调治小伤小病很是普遍。我患有颈椎病，最近一段时间总感觉颈部僵硬、颈肩部疼痛，想用拔罐的方法调理一下，但不清楚具体拔罐的处方。请您告诉我：治疗颈椎病常用的拔罐处方有哪些？

解答： 拔罐疗法确实能治疗颈椎病，改善颈椎病患者颈部僵硬、颈肩部疼痛等诸多不适，不过应注意拔罐治疗选穴要准确，拔罐的操作方法要恰当，最好在医生的指导下进行。下面介绍几组治疗颈椎病的拔罐处方，供您参考。

处方一

取穴：大椎、肩髃、肩髎。

操作：患者取适当的体位，充分暴露拔罐处皮肤，局部常规消毒后，用闪火法将大小合适的罐具吸拔于大椎、肩髃、肩髎穴上，起罐后注意缓慢活动颈部1~2分钟。通常每次每穴留罐5~10分钟，每周拔罐2~3次，7~10次为1个疗程。

适应证：神经根型颈椎病。

处方二

取穴：天宗、肩贞、颈椎棘突主要痛点。

操作：患者取适当的体位，充分暴露颈肩及背部，局部常规消毒后，用三棱针在上述穴位上点刺至微量出血，之后用闪火法将大小合适的罐具吸拔于点刺处，去罐后注意缓慢活动头颈部 1~2 分钟。通常每次每穴留罐 5~10 分钟，3 日拔罐 1 次，5 次为 1 个疗程。

适应证：各型颈椎病。

处方三

取穴：大椎、风门、肩髃、颈夹脊。

操作：取羌活、当归各 50 克，装入布袋中，封口后放入砂锅中，加入清水适量，煎取药汁，之后把合适口径的竹罐放在煮沸的药液中煎煮，2~3 分钟后用镊子夹出甩净擦干药液，迅速扣拔在局部常规消毒后的上述穴位上，5 分钟后取下。通常每周拔罐 2~3 次，7~10 次为 1 个疗程。

适应证：颈椎病以颈项肩背部疼痛为主要表现者。

处方四

取穴：风池、大杼、风门。

操作：取威灵仙 30 克，当归 20 克，川芎 40 克，装入布袋中，封口后放入砂锅中，加入清水适量，煎取药汁，之后把合适口径的竹罐放在煮沸的药液中煎煮，2~3 分钟后用镊子夹出甩净擦干药液，迅速扣拔在局部常规消毒后的上述穴位上，5 分钟后取下。通常每周拔罐 2~3 次，7~10 次为 1 个疗程。

适应证：各型颈椎病。

处方五

取穴：大椎、颈夹脊。

操作：患者取适当的体位，充分暴露拔罐处皮肤，局部常规消毒后，用皮肤针叩打穴位局部，使皮肤发红并有少许渗血点，之后用抽气法将大小合适的罐具吸拔于叩打之渗血点处，以拔出少量血迹为度。通常每次每穴留罐5~10分钟，3日拔罐1次，5~7次为1个疗程。

适应证：各型颈椎病。

处方六

取穴：风门、肩井、大椎、颈夹脊。

操作：患者取适当的体位，充分暴露拔罐处皮肤，局部常规消毒后，用闪火法将大小合适的罐具吸拔于风门、肩井、大椎、颈夹脊穴上。通常每次每穴留罐5~10分钟，每周拔罐2~3次，5~7次为1个疗程。

适应证：各型颈椎病。

处方七

取穴：颈部病变之颈椎旁压痛点。

操作：患者取适当的体位，充分暴露拔罐处皮肤，局部常规消毒后，用三棱针在病变之颈椎旁的压痛点点刺，使之有少许渗血，之后用抽气法将大小合适的罐具吸拔于点刺处。通常每次每穴留罐5~10分钟，3日拔罐1次，5次为1个疗程。

适应证：各型颈椎病。

处方八

取穴：肩髃、大椎、风池。

操作：取白芍 50 克，川芎 20 克，羌活 60 克，装入布袋中，封口后放入砂锅中，加入清水适量，煎取药汁，之后把合适口径的竹罐放在煮沸的药液中煎煮，2~3 分钟后用镊子夹出甩净擦干药液，迅速扣拔在局部常规消毒后的上述穴位上，5 分钟后取下。通常每周拔罐 2~3 次，7~10 次为 1 个疗程。

适应证：各型颈椎病。

处方九

取穴：颈夹脊。

操作：患者取适当的体位，充分暴露拔罐处皮肤，局部常规消毒后，采用走罐法，先在颈部涂适量润滑油，用闪火法将大小合适的罐具吸拔在颈部，之后沿着颈夹脊穴来回推动火罐，至皮肤出现红色瘀斑为止。通常每周拔罐 2~3 次，5~7 次为 1 个疗程。

适应证：各型颈椎病。

处方十

取穴：压痛点、风门、天宗、肩井、肩髃。

操作：患者取适当的体位，充分暴露拔罐处皮肤，局部常规消毒后，用投火法将大小合适的罐具吸拔于压痛点、风门、天宗、肩井、肩髃穴上，起罐后注意缓慢活动颈肩部数分钟。通常每次每穴留罐 5~15 分钟，隔日拔罐 1 次，10 次为 1 个疗程。

适应证：颈型颈椎病。

处方十一

取穴：压痛点、大椎、肩中俞、天宗。

操作：患者取适当的体位，充分暴露拔罐处皮肤，局部常规消毒后，用三棱针在上述穴位上点刺至微量出血，之后用闪火法将大小合适的罐具吸拔于点刺处，起罐后注意缓慢活动颈肩部数分钟。通常每次每穴留罐 5~10 分钟，3 日拔罐 1 次，5 次为 1 个疗程。

适应证：颈型颈椎病。

处方十二

取穴：压痛点、天宗、曲池。

操作：患者取适当的体位，充分暴露拔罐处皮肤，局部常规消毒后，用抽气法将大小合适的罐具吸拔于上述穴上，起罐后注意缓慢活动颈肩部数分钟。通常每次每穴留罐 5~10 分钟，隔日拔罐 1 次，7~10 次为 1 个疗程。

适应证：神经根型颈椎病。

22 应用拔罐疗法治疗颈椎病应注意什么?

咨询：我近段时间总感觉颈部僵硬、颈肩部疼痛，经检查被诊断为颈椎病。听说拔罐疗法能治疗颈椎病，改善颈椎病患者颈部僵硬、颈肩部疼痛。孩子给我购买了拔罐器，让我用拔罐的方法调理一下。我要咨询的是：应用拔罐疗法治疗颈椎病应注意什么?

解答：拔罐确实能治疗颈椎病，改善颈椎病患者颈部僵硬、颈肩部疼痛。您想知道应用拔罐疗法治疗颈椎病应注意什么，对避免拔罐不当引发不良反应是十分必要的。为了保证拔罐疗法治疗颈椎病安全有效，避免不良反应发生，在应用拔罐疗法治疗颈椎病时，应注意以下几点。

（1）患者要选择舒适、适当的体位，拔罐过程中不能移动体位，以免罐具脱落；要根据不同部位选择不同口径的罐具，注意选择肌肉丰满、富有弹性、没有毛发及局部平整的部位，以防掉罐，拔罐动作要稳、准、快。应用投火法时，应避免烫伤皮肤；应用刺络拔罐时，勿使出血量过大；应用针罐结合法时，需避免撞压针具。

（2）要注意拔罐的禁忌证，皮肤有溃疡、水肿及大血管相应的部位不宜拔罐，孕妇的腹部和腰骶部也不宜拔罐，常有自发性出血或损伤后出血不止的患者也不宜使用拔罐法。

（3）在拔罐治疗时，应进行严格消毒，防止感染及乙型肝炎等传染病的发生，针罐结合法及刺络拔罐法更应注意。拔罐时要保持室内温暖，防止受凉感冒；拔罐后应避免受凉和风吹，注意局部保暖。

（4）留罐时应注意掌握时间的长短，以免起疱；起罐时用一手握罐，另一手以指腹按压罐旁皮肤，待空气进入罐中，消除负压，即可将罐取下，切忌用力硬拔。如果上次拔罐后局部出现的瘀血尚未消退，则不宜在原处再拔罐。

（5）拔罐后局部皮肤出现发红、发紫属于正常现象，可在局部轻轻按揉片刻，不必特殊处理；如果局部皮肤出现小的破溃，也可不做特殊治疗，但应注意保持局部皮肤的清洁与干燥，防止发生细菌感染；对于较大的皮肤糜烂破溃，应将局部消毒处理后，用消毒的纱布敷盖，松轻包扎，避免感染化脓。

23 什么是刮痧疗法？治疗颈椎病常用的刮痧方法有哪些？

咨询： 我患颈椎病已有一段时间，总感觉颈部僵硬、颈肩部疼痛不舒服。今天看到有一家养生保健机构介绍刮痧疗法治疗调养颈椎病的效果很好，我有点心动，想进一步了解一下。麻烦您给我讲一讲：**什么是刮痧疗法？治疗颈椎病常用的刮痧方法有哪些？**

解答： 刮痧疗法是指应用边缘光滑的硬物或用手指、金属针具等，在人体表面特定的部位反复进行刮、挤、捏、刺等物理刺激，造成皮肤表面瘀血点、瘀血斑或点状出血，通过刺激体表络脉，改善人体气血运行状态，调整脏腑功能，从而达到活血化瘀、疏通经络、行气止痛、清热解毒、强身健体等功效的一种防病治病方法。

刮痧疗法是我国劳动人民在与疾病的抗争中发明的一种自然疗法，其历史悠久，早在唐朝人们就运用苎麻来刮痧治病，元、明时代的中医书籍已有更多的刮痧记载，发展到清代，随着对民间疗法的整理，刮痧疗法更具有系统性，其应用范围也日趋广泛。时至今日，刮痧疗法仍是民间流传较广的自我防病治病方法。刮痧疗法是从推拿、针灸、拔罐、放血等疗法变化而来的，它具有方法独特、简便安全、用途广泛、疗效可靠等特点，深受广大群众的欢迎。

刮痧疗法治疗颈椎病的效果很好，能有效缓解颈椎病患者颈部僵硬、颈肩部疼痛不适。用于治疗颈椎病的刮痧方法有很多，下面介绍几种常用方法，供您参考。

方法一

取穴：风池、脾俞、肝俞。

操作：患者取俯卧位，局部常规清洁消毒后，用刮痧板蘸刮痧油，以泻法刮拭所选取的穴位处。通常先刮风池穴，再刮背部，至局部皮肤潮红为度。一般每周刮治 2 次，3 周为 1 个疗程。

适应证：椎动脉型颈椎病。

方法二

取穴：风池、肩井、天柱、大椎。

操作：患者取俯卧位，局部常规清洁消毒后，用刮痧板蘸刮痧油，刮拭所选取的穴位处，至局部皮肤潮红、出现痧点为度。一般每周刮治 2 次，2~3 周为 1 个疗程。

适应证：颈椎病。

方法三

取穴：风池、颈夹脊、大椎、肩井。

操作：患者取俯卧位，局部常规清洁消毒后，用刮痧板蘸刮痧油，刮拭所选取的穴位处，至局部皮肤潮红、出现痧点为度。一般每周刮治 2 次，2~3 周为 1 个疗程。

适应证：颈型颈椎病。

方法四

取穴：心俞、脾俞、胃俞、足三里。

操作：患者取俯卧位，局部常规清洁消毒后，用刮痧板蘸刮痧油，刮拭所选取的穴位处。通常先刮背部心俞、脾俞、胃俞穴，再刮下肢的足三里穴，至局部皮肤潮红为度。一般每周刮治 2 次，3 周为 1 个疗程。

适应证：交感型颈椎病。

方法五

取穴：风池、肩井、风府、大椎。

操作：患者取俯卧位，局部常规清洁消毒后，用刮痧板蘸刮痧油，依次从风府至大椎、风池至肩井进行刮拭，至局部皮肤潮红、出现痧点为度。一般每周刮治 2 次，2~3 周为 1 个疗程。

适应证：颈椎病以颈项强痛为主要表现者。

24 应用刮痧疗法治疗颈椎病应注意什么？

咨询：我今年 52 岁，近段时间总感觉颈部僵硬、颈肩部疼痛，颈后伸及向左、右侧活动时疼痛加重，去医院就诊，经检查被诊断为颈椎病。医生建议用刮痧疗法治疗。我听说刮痧治疗颈椎病有一些注意事项。请问：**应用刮痧疗法治疗颈椎病应注意什么？**

解答：这里首先告诉您，应用刮痧疗法治疗颈椎病确实有一些注意事项。为了保证刮痧疗法治疗颈椎病安全有效，避免不良反应发生，在应用刮痧疗法治疗颈椎病时，应注意以下几点。

（1）根据刮痧疗法的适应证和禁忌证选择患者，严防对有刮痧禁忌证者进行刮痧治疗。皮肤疖肿、瘢痕、溃破，以及传染性皮肤病的病灶部位不宜进行刮痧治疗。有出血倾向者、有严重心脏病等重证疾病者，以及年老体弱者、对刮痧恐惧者等，也不宜进行刮痧治疗，皮肤娇嫩之处也应禁刮。

（2）刮痧部位、刮痧用具及施术者双手等均应严格消毒，防止交叉感染。刮痧的器具需经过严格的挑选，切忌使用边缘粗糙或缺损的器具，以免损伤皮肤。要根据患者的病情采取与之相适应的刮治方法，手法以轻重适度、用力均匀、方向一致为原则，不要忽轻忽重地来回刮，也不可在患者过饥、过饱及精神高度紧张的情况下施行刮痧治疗。要掌握好治疗的间隔时间，一般以间隔 3~5 天为宜，若有必要也可 2~3 日刮治 1 次。

（3）刮痧治疗后患者应休息片刻，适量饮用温开水或姜汤，不能急躁动怒、忧思悲郁。禁食生冷油腻食物，同时要注意保暖，防止受冷感冒。在施用刮痧治疗的同时，应根据病情积极配合其他治疗调养方法，如药物治疗、牵引治疗、运动锻炼等，以提高疗效。

25 治疗颈椎病常用的中药外搽方法有哪些？

咨询：我最近总感觉颈部僵硬、颈肩部疼痛，医生说是颈椎病。听说局部外用药物要比内服用药治疗颈椎病的效果要好，中药外搽是治疗颈椎病行之有效的方法。我想了解一下：治疗颈椎病常用的中药外搽方法有哪些？

解答：中药外搽法是将外搽中药直接涂搽于患部的一种外治方法，此方法能使药物直接作用于病所，其缓解局部疼痛不适等症状的作用显著，是中医独具特色的治疗疾病的方法，也是人们常用的自我调治颈椎病的外治法之一。外搽法始见于《素问·血气形志》：“经络不通，病生于不仁，治之于按摩醪药。”醪药就是用来配合按摩而涂搽的药酒。外搽药可直接涂搽于伤处、麻痹疼痛处，或在施行理筋手法时配合外用。外搽药一般可分为酒剂、油膏或油剂，其中以酒剂较为常用。酒剂指外用药酒或外用伤药水，是用药与白酒、醋浸制而成，通常酒醋之比例为8：2，也可单用酒或乙醇溶液浸泡。用于治疗颈椎病的中药外搽方法较多，下面选择临床较常用者，从配方、用法、功效、适应证诸方面予以介绍。

处方一

配方：红花、川乌各9克，蝉蜕、延胡索、续断各15克，鸡血藤、威灵仙各 30 克，冰片 3 克，陈醋、白酒各适量。

用法：将红花、川乌、蝉蜕、延胡索、续断、鸡血藤、威灵仙研为粗末，混匀后与冰片一同放入装有适量陈醋和白酒的瓶子中，密闭浸泡 1 周后，用纱布蘸取药液外搽颈项肩背部。通常每日外擦 2~3 次，连续治疗 1~2 周。

功效：活血化瘀，消肿止痛。

适应证：颈椎病。

处方二

配方：细辛、红花、冰片各 5 克，白酒 250 毫升。

用法：将细辛、红花研为粗末，之后与冰片一同放入装有白酒的瓶子中，密闭浸泡 24 小时后，用纱布蘸取药液外搽颈项肩背部。通常每日外擦 2~3 次，连续治疗 1~2 周。

功效：宣痹通络，活血止痛。

适应证：颈椎病。

处方三

配方：川牛膝、木瓜、炮姜、地骨皮各 12 克，羌活、五加皮、陈皮、茜草、没药、肉桂各 9 克，厚朴、当归各 15 克，冰片、白酒各适量。

用法：将上述药物研为粗末，之后与冰片一同放入装有白酒的瓶子中，密闭浸泡 7 日后，用纱布蘸取药液外搽颈项肩背部。通常每日外擦 2~3 次，连续治疗 1~2 周。

功效：祛风散寒，通络止痛。

适应证：颈椎病。

处方四

配方：细辛、花椒、红花、樟脑、桂枝、乳香、没药、血竭各 5 克，川芎、麻黄、艾叶各 10 克，白酒适量。

用法：将上药研为粗末，放入装有适量白酒的瓶子中，密闭浸泡 24 小时后，用纱布蘸取药液外搽颈项肩背部。通常每日外擦 2~3 次，连续治疗 1~2 周。

功效：活血通络止痛。

适应证：颈椎病。

处方五

配方：枇杷叶、白酒各适量。

用法：把捣碎的枇杷叶放入装有适量白酒的瓶子中，密闭浸泡 1~2 个月后，用纱布蘸取枇杷酊外搽颈项肩背部。通常每日外擦 2 次，连续治疗 7~10 日。

功效：通络止痛。

适应证：颈椎病。

26 治疗颈椎病常用的中药热熨方法有哪些？

咨询： 我今年 50 岁，患有颈椎病，最近总感觉颈肩部疼痛不舒服。我从电视上看到中药热熨方法简单，能治疗颈椎病，缓解颈椎病引起的颈肩部疼痛不舒服。我准备试一试，但不知道中药热熨的方法。请您告诉我：**治疗颈椎病常用的中药热熨方法有哪些？**

解答： 所谓中药热熨，是指选用具有温经散寒、行气活血止痛作用的中药，将其加热后熨敷于局部，借助热力作用以治疗疾病的方法。中药热熨确实能治疗颈椎病，缓解颈椎病引起的颈肩部疼痛不舒服。

您患有颈椎病，最近总感觉颈肩部疼痛不舒服，用中药热熨进行调治是可行的。用于治疗颈椎病的中药热熨方法有很多，下面选取临床较常用者，依次从配方、操作、适应证 3 个方面予以介绍，供您参考。

处方一

配方：当归、白附子、僵蚕各 30 克，全蝎 10 克，细辛 5 克，白酒适量。

操作：将上药分别研为粗末，搅拌混匀，然后放入锅中，炒至烫手时，烹上白酒，再稍炒片刻，装入布袋中，热熨颈项部，凉后可再加热。通常每次热熨20~30分钟，每日热熨2次。

适应证：颈椎病。

处方二

配方：晚蚕砂500克，羌活、红花、川芎、当归、虎杖各50克，白芷20克，细辛5克。

操作：将羌活、红花、川芎、当归、虎杖、白芷、细辛分别研为粗末，与晚蚕砂混匀后，平均分成两份，分别装入两个布袋中，旺火蒸热后取出，热熨颈项部。开始时药袋较烫，可一提一放地热熨，等药袋温度降低后，可慢慢地移动、轻按不动，温度再低时就迅速调换另一个药袋。如此边热熨边换，反复操作。通常每次热熨20~30分钟，每日热熨1~2次，5~7日为1个疗程。

适应证：颈椎病。

处方三

配方：制川乌、制草乌、制附子各12克，乳香、没药、当归、生姜、大葱各15克，延胡索、防风各60克，红花20克，桂枝10克，三七18克，透骨草24克，甘草9克。

操作：将上药共研为粗末（生姜、大葱除外），分成两份，每次取1份，掺入捣烂的生姜和大葱（生姜和大葱也分成两份，每次取1份），炒热后装入布袋中，热熨颈项部，两个药袋轮换使用。通常每次热熨20~30分钟，每日热熨1~2次，7~10日为1个疗程。

适应证：颈椎病。

处方四

配方：晚蚕砂 1500 克。

操作：将晚蚕砂平均分成两份，分别装入两个布袋中，放入锅中，旺火蒸热后取出，趁热把药袋放在颈项部来回热熨，两个药袋交替使用。通常每次热熨 20~30 分钟，每日热熨 1~2 次。

适应证：颈椎病。

处方五

配方：透骨草、当归各 30 克，丹皮、红花、独活各 20 克，晚蚕砂 200 克。

操作：将透骨草、当归、丹皮、红花、独活分别研为粗末，与晚蚕砂混匀后一同装入布袋中，用旺火蒸热后取出，热熨颈项部。可 1 个药袋反复进行，也可两个药袋交替使用。通常每次热熨 20~30 分钟，每日热熨 1~2 次。

适应证：颈椎病。

处方六

配方：当归、川芎、白芍各 50 克，红花 20 克，桂枝、菊花各 15 克，米醋适量。

操作：将上药分别研为粗末，一同放入锅中，用旺火翻炒，至烫手时，烹上米醋，再稍炒片刻，装入布袋中，热熨颈项部，凉后可再加热。通常每次热熨 20~30 分钟，每日热熨 1~2 次。

适应证：颈椎病。

处方七

配方：天南星、生川乌、生草乌、羌活、苍术、姜黄、半夏各20克，白附子、白芷、乳香、没药各10克，红花、细辛各6克，白胡椒30粒，食醋、蜂蜜、白酒、葱白、生姜各适量。

操作：将天南星、生川乌、生草乌、羌活、苍术、姜黄、半夏、白附子、白芷、乳香、没药、红花、细辛、白胡椒共研为粗末，加食醋、蜂蜜、白酒、葱白（捣烂）、生姜（捣烂），炒热后装入布袋中，热熨颈项部，凉后可再加热。通常每次热熨20~30分钟，每日热熨1~2次，5~7日为1个疗程。

适应证：颈椎病。

处方八

配方：小茴香30克，晚蚕砂200克，食盐100克，白酒适量。

操作：将小茴香、晚蚕砂、食盐一同放入锅中，用旺火翻炒，至烫手时，烹上白酒，再稍炒片刻，装入布袋中，热熨颈项部，凉后可再加热。通常每次热熨20~30分钟，每日热熨1~2次。

适应证：颈椎病。

处方九

配方：秦艽、当归、白芍、鸡血藤、艾叶各50克，桂枝、丹皮各20克，细辛5克，白酒适量。

操作：将上药分别研为粗末，一同放入锅中，用旺火翻炒，至烫手时，烹上白酒，再稍炒片刻，装入布袋中，热熨颈项部，凉后可再加热。通常每次热熨20~30分钟，每日热熨1~2次。

适应证：颈椎病。

处方十

配方：当归、川芎、姜黄、羌活、红花、白芷、防风、乳香、没药、续断、木瓜、透骨草、威灵仙、桂枝、细辛各10克，白酒适量。

操作：将上述药物研为粗末，分成两份，分别装入两个缝好的长方形棉布袋内扎口。用时每袋洒白酒约30毫升，水20毫升，放在蒸锅中干蒸20分钟，热熨颈项部，两个药袋轮换使用。药袋用后挂于通风处，次日再用时方法同前，可连用3日。通常每次热熨20~30分钟，每日热熨2次，6~9日为1个疗程。

适应证：颈椎病。

27 药物敷贴法治疗颈椎病有什么特点？

咨询： 我近段时间总感觉颈肩部疼痛不舒服，经检查被诊断为颈椎病。朋友给我介绍了1个药物敷贴的方子，让我贴几天试一试，说能治疗颈椎病，缓解颈椎病引起的颈肩部疼痛不舒服。我想进一步了解一下药物敷贴法。请问：药物敷贴法治疗颈椎病有什么特点？

解答： 药物敷贴法简称药敷，是将药物经加工处理，敷于患部或穴位上，“外惹内效”，使外敷药物通过肌肤吸收或借助对穴位、经络的刺激作用，来治疗疾病的一种外治方法。药物敷贴法和中医其他治疗方法一样，也是以中医学整体观念和辨证论治为指导思想的，正如清代医家吴尚先所说："外治之理，即内治之理，外治之药，亦即内治之药，所异者法耳。"也就是说，内治和外治法的理、方、药三者是相同的，不同的仅仅是方法各异而已。药物敷贴法确实能治疗颈椎病，缓解颈椎病引起的颈肩部疼痛不适。用药物敷贴法治疗颈椎病，具有疗效显著、简便易行、不良反应较少等特点，所以深受颈椎病患者的欢迎。

根据颈椎病患者的不同证型，按药物性味、归经及作用进行辨证选药，药物通过皮肤渗透至皮下组织，在局部产生药物浓度的相对优势，直接发挥药物自身的治疗作用。药物外敷后，局部血管扩张，加速血液循环而改善周围组织营养，起到消炎止痛的作用。某些刺激性强的药物，通过神经反射来调节机体功能，增强机体的抗病能力。利用药物对穴位的刺激，可产生温通经络、活血化瘀、行气止痛、祛湿散寒之功效，从而通过经络调节达到补虚泻实、促进阴阳平衡的作用。同时，药物通过皮肤由表入里，循经络传至脏腑，调节阴阳气血，扶正祛邪，起到整体治疗的作用。颈椎病患者运用药物敷贴法进行治疗，能舒筋通络、祛风除湿、温经散寒、消炎止痛，并可调畅气血、调节脏腑功能，解除肌肉痉挛，改善和缓解颈项部疼痛不适等症状，有利于颈椎病的康复。

28 治疗颈椎病常用的药物敷贴处方有哪些？

咨询：我朋友老于曾患颈椎病，经常颈肩部疼痛不舒服，是用药物敷贴法调治好的。我近段时间总感觉颈肩部疼痛不舒服，经检查也被诊断为颈椎病，我也想用药物敷贴法试一试，但苦于没有敷贴的处方。我要问的是：**治疗颈椎病常用的药物敷贴处方有哪些？**

解答：适用于治疗颈椎病的药物敷贴处方有很多，它们各有不同的适用范围，下面介绍一些临床常用者，供您参考。

处方一

配方：虎杖根 60 克，鸡蛋清适量。

用法：将虎杖根研为细末，用鸡蛋清调成糊状，取适量放在麝香止痛膏的上面，贴于大椎穴处。

功效：活血化瘀，通络止痛。

适应证：颈椎病，能缓解颈项部酸沉、麻木、疼痛等症状。

处方二

配方：白附子 15 克，葱白 30 克。

用法：将白附子研为细末，与捣烂的葱白混匀后，取适量放在麝香止痛膏的上面，贴于大椎穴处，并用同样的方法再贴于颈部压痛点。

功效：祛风寒，逐寒湿，止疼痛。

适应证：颈椎病颈项部酸沉、麻木、疼痛，对中医辨证属痰瘀交阻型、风寒湿痹型及太阳督脉型者尤为适宜。

处方三

配方：鹅不食草30克，香油适量。

用法：将鹅不食草研为细末，用香油调和后敷于颈部压痛点，用伤湿止痛膏覆盖固定。

功效：散寒化痰利窍，活血通络止痛。

适应证：颈椎病头痛、颈背酸沉麻痛，对中医辨证属痰瘀交阻型、风寒湿痹型及太阳督脉型者尤为适宜。

处方四

配方：鲜泽兰叶60克。

用法：将鲜泽兰叶捣烂后敷于大椎穴及颈部压痛点，外用伤湿止痛膏覆盖固定。

功效：活血化瘀，通经止痛。

适应证：颈椎病以颈项部胀痛不适为主要表现者，对中医辨证属气滞血瘀型、痰瘀交阻型者尤为适宜。

处方五

配方：吴茱萸6克，五灵脂20克，米醋适量。

用法：将吴茱萸、五灵脂分别研为细末，混匀后用米醋调成糊状，敷于大椎穴及颈部压痛点处，外用伤湿止痛膏覆盖固定。

功效：温经散寒，活血化瘀，通络止痛。

适应证：颈椎病，能缓解颈项肩背部酸沉疼痛不适等症状。

处方六

配方：制川乌 15 克，食盐、米醋各适量。

用法：将制川乌研成细末，与细食盐混匀后，加米醋调成糊状，敷于大椎穴及颈部压痛点，外用伤湿止痛膏覆盖固定。

功效：祛风除湿，散寒止痛。

适应证：颈椎病以颈项肩背部疼痛为主要表现者，对中医辨证属风寒湿痹型、太阳督脉型者疗效较好。

处方七

配方：生蒲黄、五灵脂各 20 克，米醋适量。

用法：将生蒲黄、五灵脂分别研为细末，混匀后用米醋调成糊状，敷于颈部压痛点及其周围，外用伤湿止痛膏覆盖固定。

功效：活血化瘀止痛。

适应证：气滞血瘀型颈椎病。

处方八

配方：葱白 60 克，大黄 8 克。

用法：将大黄研成细末，与捣烂炒热之葱白混匀后，敷于颈部压痛点处，外用伤湿止痛膏覆盖固定。

功效：活血化瘀，温经通阳。

适应证：颈椎病以颈部胀痛不适为主要表现者。

处方九

配方：桃仁 15 克，生栀子 25 克，米醋适量。

用法：将桃仁、生栀子分别研为细末，混匀后用米醋调成膏状，敷贴于颈部压痛点，外用伤湿止痛膏覆盖固定。

功效：活血化瘀，消肿止痛。

适应证：颈椎病以颈项肩背部疼痛不适为主要表现者，对中医辨证属气滞血瘀型者尤为适宜。

处方十

配方：猪牙皂 30 克，米醋适量。

用法：将猪牙皂研成细末，用米醋调成糊状，涂于颈肩部。

功效：祛痰通络开窍，化瘀消肿止痛。

适应证：颈椎病以颈肩部疼痛酸沉为主要表现者，对中医辨证属痰瘀交阻型、风寒湿痹型及太阳督脉型者尤为适宜。

处方十一

配方：羌活、独活、鸡蛋清各等份。

用法：将羌活、独活共研为细末，用鸡蛋清调成糊状，敷于大椎穴处，敷药直径 4~6 厘米，厚度约为 1 厘米，外用纱布及胶布覆盖固定。

功效：散寒解表，祛风胜湿，通痹止痛。

适应证：风寒湿痹型、太阳督脉型颈椎病。

29 应用药物敷贴法治疗颈椎病应注意什么？

咨询：我今年44岁，最近总感觉颈部僵硬、颈肩部疼痛，颈后伸及向左、右侧活动时疼痛加重，经检查被诊断为颈椎病。同事给我介绍了1个药物敷贴方子，说治疗颈椎病的效果不错，我想试一试，但又不太放心。我想知道：应用药物敷贴法治疗颈椎病应注意什么？

解答：为了保证药物敷贴法治疗颈椎病安全有效，避免不良反应发生，在应用药物敷贴法治疗颈椎病时，应注意以下几点。

（1）注意药物敷贴法的禁忌证：药物敷贴法必须在医生的指导下，掌握操作要领和注意事项后，根据药物敷贴法的适应证选择患者，严禁对有药物敷贴禁忌证者进行药物敷贴治疗。有皮肤过敏史、皮肤破损者，以及伴有出血倾向疾病者等，均不宜使用药物敷贴法。

（2）做到辨证选药进行药物敷贴：外敷药和内服药一样，也应根据病情的不同辨证选药，抓着疾病的本质用药，方能取得好的治疗疗效，切不可不加分析地乱用。要注意外敷药物的干湿度，过湿容易使药糊外溢，太干又容易脱落，一般以药糊为稠厚状有一定的黏性为度。

（3）重视局部消毒及其不良反应：敷药局部要注意清洁消

毒，可用 75% 乙醇做局部皮肤擦拭，也可用其他消毒液洗净局部皮肤，然后敷药，以免发生感染。一些刺激性较大或辛辣性的药物对皮肤有一定的刺激作用，可引起局部皮肤红肿、发痒、疼痛、起疱等不良反应；有些患者敷药后还可出现皮肤过敏等现象，还有些患者对胶布或伤湿止痛膏等过敏。对这些患者应及时认真处理，或改用其他治疗方法。

（4）注意与其他治疗方法配合：药物敷贴法作为综合治疗颈椎病的方法之一，与其他治疗方法可起到相辅相成、相互促进的作用，在临床中还应注意与药物治疗、按摩疗法、针灸疗法等治疗方法密切配合，以充分发挥综合治疗的优势，提高临床疗效。

30 熏洗疗法治疗颈椎病有什么特点?

咨询：我今年 47 岁，患有颈椎病，最近总感觉颈肩部疼痛不舒服，正在做牵引治疗。我从网络上看到熏洗疗法治疗颈椎病有显著的特点，可使药物的作用直达病所，具有较好的疗效，想进一步了解一下。麻烦您给我讲一讲：熏洗疗法治疗颈椎病有什么特点?

解答：熏洗疗法是指利用中药在煎煮过程中产生的蒸汽，或煎煮得到的药液，熏、蒸、洗患处肌肤，以达到治病保健目的的一种外治方法，也是民间最常用的治疗关节肌肉酸沉疼痛的方法之一。

熏洗疗法历史悠久，自有草药煎剂内服治病的方法时就有了煎剂外洗的方法，现存最早的中医学著作《黄帝内经》中所说“其有邪者，渍形以为汗”，指的就是早期的熏洗疗法。熏洗疗法治疗疾病，可使药物的作用直达病所，通过皮肤、黏膜中丰富的血管网络，借助药力和热力的作用，共同调节机体的生理、病理过程，改善局部营养，促进新陈代谢，疏通经络气血，使人体腠理疏通、脉络调和、气血流畅，以缓解病痛。

熏洗疗法以其操作简便、适应证广泛、疗效独特而著称，在民间广为流传，不失为一种家庭施治的良法。对于肩周炎、颈椎病、腰腿痛、类风湿关节炎、湿疹等疾病来说，熏洗治疗时药物的功效可直接作用于患处，其治疗效果比内服汤剂好，而且起效迅速。

颈椎病患者通过熏洗治疗，能缓解颈项肩背部酸沉、疼痛不适等症状，促进颈椎病患者顺利康复。颈椎病患者可在医生的指导下，根据病情的需要，选择适宜的中药熏洗处方进行熏洗治疗。

31 治疗颈椎病常用的中药熏洗处方有哪些?

咨询: 我今年52岁，最近一段时间总感觉颈部僵硬、颈肩部疼痛，经检查被诊断为颈椎病。我听说中药熏洗能治疗颈椎病，缓解颈椎病引起的颈肩部酸沉、疼痛等，准备试一试，还不知道熏洗的处方。请问：治疗颈椎病常用的中药熏洗处方有哪些?

解答：中药熏洗是民间最常用的治疗关节肌肉酸沉疼痛的方法之一，颈椎病患者通常中药熏洗治疗，确实能缓解颈椎病引起的颈肩部酸沉、疼痛等，促使颈椎病逐渐康复。您想了解治疗颈椎病常用的中药熏洗处方有哪些，下面给您介绍几则，供您参考。

处方一

配方：桑枝、槐枝、柳枝、茄枝各50克，钩藤、鸡血藤各30克，红花、川芎各20克。

用法：取上药放入砂锅中，加入清水适量，武火煮沸后，改用文火再煮20分钟，取出药渣，把药汁倒入盆中，趁热浸洗颈项肩背部。通常每次浸洗20~30分钟，每日1~2次。

功效：舒筋通络，活血止痛。

适应证：颈椎病，对以颈项部僵硬、酸痛为主要表现者尤为适宜。

处方二

配方：川乌、草乌、苍术、独活、桂枝、防风、艾叶、花椒、刘寄奴、红花、透骨草、伸筋草各9克。

用法：将上述药物用纱布包好，放入砂锅中，加入清水约4000毫升，浸泡30分钟，之后用武火煎煮，至煮沸后改用文火再煎20分钟，使药物的气味尽出，待药液温度下降到50~60℃时，用手拿盛药的纱布包蘸药液反复洗颈项肩背部。如药液温度太低时，可适当再加温。通常每次熏洗20~30分钟，每日1次，1剂药可用2~3次。

功效：温经散寒，舒筋活血，通络止痛。

适应证：颈椎病，对中医辨证属风寒湿痹型、太阳督脉型者效果尤佳。

处方三

配方：红花、当归、川芎各 30 克，桂枝 20 克。

用法：将上药一同放入砂锅中，加入适量清水，武火煮沸后，改用文火再煎 20 分钟，去渣取药液，趁热浸洗颈项肩背部。如药液温度太低时，可适当再加温。通常每次浸洗 30 分钟，每日 1~2 次，1 剂药可用 3 次。

功效：活血化瘀，通络止痛。

适应证：颈椎病。

处方四

配方：艾叶 120 克，川椒、透骨草各 30 克。

用法：将上药一同放入砂锅中，加入适量清水，煎取药液，趁热先熏后洗颈项肩背部。如药液温度太低时，可适当再加温。通常每次熏洗 30 分钟，每日 1~2 次，1 剂药可用 3 次。

功效：祛风散寒，舒筋通络，活血止痛。

适应证：颈椎病，对以颈项部酸沉麻痛不适为主要表现者尤为适宜。

处方五

配方：透骨草、延胡索、当归、姜黄、花椒、威灵仙、海桐皮、乳香、没药、羌活、白芷、苏木、五加皮、红花各 10 克，土茯苓 9 克。

用法：将上述药物用纱布包好，放入砂锅中，加入清水约 4000 毫升，浸泡 30 分钟。之后用武火煎煮，至煮沸后改用文火再煎 20 分钟，使药物气味尽出。待药液温度下降到

50~60℃时，用手拿盛药的纱布包蘸药液外洗颈项部，如药液温度太低时可适当再加温。通常每次浸洗 20~30 分钟，每日 1 次，1 剂药可用 2~3 次。

功效：舒筋活血，消肿止痛。

适应证：颈椎病，对中医辨证属气滞血瘀型者效果尤佳。

处方六

配方：当归、羌活、红花、白芷、防风、制乳香、制没药、骨碎补、续断、木瓜、透骨草、川椒、川芎、片姜黄各 10 克。

用法：将上药一同放入砂锅中，加入适量清水，煎取药液，趁热熏洗颈项肩背部。如药液温度太低时，可适当再加温。通常每次熏洗 30 分钟，每日 2 次。

功效：舒筋活血，通络止痛。

适应证：颈椎病。

处方七

配方：当归、赤芍各 90 克，白芍、川芎、红花、牛膝各 60 克，黄芪 150 克，木瓜、桂枝各 15 克。

用法：取上药放入砂锅中，加入清水适量，武火煮沸后，改用文火再煎 20 分钟，使药物的气味尽出，然后连渣带汁一同倒入准备好的盛器内，熏洗颈项部。开始熏时温度较高，感觉过烫时可离盛器远些，稍温后离盛器近些，待药液温度下降到 50~60℃时，用毛巾蘸药液反复擦洗颈项肩背部，直至药液冷却。通常每次熏洗 20~30 分钟，每日 1 次，1 剂药可用 2~3 次。

功效：补气活血，舒筋通络止痛。

适应证：颈椎病，对以颈项肩背部酸沉、胀痛为主要表现者尤为适宜。

处方八

配方：炒艾叶、川乌、木瓜、防风、五加皮、地龙、当归、羌活、土鳖虫、伸筋草各30克。

用法：将上药一同放入砂锅中，加入适量清水，煎取药液，趁热先熏后洗颈项部。如药液温度太低时，可适当再加温。通常每次熏洗30分钟，每日2次，1剂药可用3次。

功效：祛风散寒，活血通络，舒筋止痛。

适应证：颈椎病。

处方九

配方：伸筋草、透骨草各30克，五加皮、独活、老鹳草、赤芍、桂枝、羌活、木瓜、乳香、没药各20克，红花9克，川芎6克，牛膝15克。

用法：取上药1剂，置于熏蒸锅中，加入适量清水。患者平躺在熏蒸床上，将颈项肩背部置于熏蒸锅上方，用文火煎煮药液，熏蒸颈项肩背部，其熏蒸的温度以患者能耐受为度。如药液温度太低时，可适当再加温。通常每剂药可用3次，每次熏蒸30分钟，每日1次，15次为1个疗程。女性患者在月经期停止治疗。

功效：舒筋祛痹，通经活络，消肿止痛。

适应证：颈椎病。

处方十

配方：伸筋草、透骨草、苏木、红花各50克，生姜30克。

用法：将上药一同放入砂锅中，加入适量清水，煎取药液，趁热熏洗颈项部，如药液温度太低时，可适当再加温。通常每次熏洗 30 分钟，每日 2 次，1 剂药可用 2~3 次。

功效：活血通络，解痉止痛。

适应证：颈椎病，对以颈项部酸沉疼痛为主要表现者尤为适宜。

32 应用熏洗疗法治疗颈椎病应注意什么?

咨询：我患有颈椎病，颈部僵硬、颈肩部疼痛不舒服的滋味，实在让人难以忍受。我听说熏洗疗法治疗颈椎病的效果不错，能缓解颈部僵硬、颈肩部疼痛不舒服，想试一试，但还不清楚有哪些注意事项。我想了解一下：应用熏洗疗法治疗颈椎病应注意什么?

解答：熏洗疗法治疗颈椎病的效果确实不错，能有效缓解颈椎病引起的颈部僵硬、颈肩部疼痛不舒服。为了保证熏洗疗法治疗颈椎病安全有效，避免不良反应发生，在应用熏洗疗法治疗颈椎病时，应注意以下几点。

（1）熏洗应在医生的指导下进行：根据熏洗疗法的适应证和禁忌证选择患者，切忌对有禁忌证者进行熏洗治疗。有皮肤过敏史、皮肤破损者，以及伴有出血倾向疾病者等，均不宜使用熏洗疗法。要根据不同的病情选取与之相适应的药物，在明白注意事项后，再进行熏洗治疗。

（2）掌握好药液温度和熏蒸距离：在使用熏蒸法时，体表与药液的距离要适当控制，过近易烫伤皮肤，过远则热力不够，可采用先远后近或不断移动调节的方法进行熏蒸。在浸洗时，药液的温度要适当，不宜过热或过凉，药液过凉时可适当再加温。

（3）注意药液保管及熏洗后避风：熏洗药 1 剂可使用 2~3 次，但夏季应当日煎药当日用，药液应存放于低温处，以免变质。熏洗后要及时擦干皮肤，注意避风防凉，并适当卧床休息。

（4）注意与其他治疗方法相配合：在应用熏洗疗法的同时，还应注意与针灸疗法、拔罐疗法、按摩疗法等治疗方法密切配合，以充分发挥综合治疗的优势，提高临床疗效。

33 什么是热敷法？热敷法调治颈椎病有什么特点？

咨询：我今年 34 岁，最近总感觉颈肩部疼痛不舒服，经检查被诊断为颈椎病。听说热敷法方法独特，调治颈椎病的效果不错，我想了解一下这方面的知识，若可行的话准备试一试。我要问的是：什么是热敷法？热敷法调治颈椎病有什么特点？

解答：热敷法是将发热的物体放置于患者患处或机体某一特定部位（如穴位），通过皮肤作用于机体以达到调治疾病目的的一种独特防病治病方法，也是人们常用的自我调治慢性伤痛的方法之一。

热敷法通过温热作用，能使局部的毛细血管扩张，血液循环加速，肌肉松弛，以疏通经络、流畅气血，具有活血化瘀、祛除寒湿、缓解痉挛、减轻疼痛、消除疲劳等作用。热敷法调治颈椎病的效果确实不错，颈椎病患者通过适当的热敷，可解除颈项部肌肉痉挛，改善和缓解颈项、肩背部酸沉疼痛不适等症状，有利于颈椎病患者的康复。适宜于颈椎病患者的热敷方法较多，疗效较好的有毛巾热敷法、盐热敷法、沙热敷法、葱热敷法、姜热敷法、砖瓦热敷法、热水袋热敷法、醋热敷法等，颈椎病患者可根据自己的具体情况有选择地应用。

需要说明的是，颈椎病急性期疼痛症状明显者不宜热敷治疗，有皮肤破损、湿疹等疾病者忌用热敷疗法。应用热敷法调治颈椎病关键在于一个“热”字，尽可能以适宜的温度进行热敷，并注意防止烫伤皮肤。在热敷以后，应立即擦干、擦净皮肤，穿好衣服，注意保暖，防止局部风寒侵袭和受凉感冒。

34 调治颈椎病常用的热敷方法有哪些？

咨询： 我患有颈椎病，最近总感觉颈部僵硬、颈肩部疼痛，听说热敷方法简单，能调治颈椎病，缓解颈椎病引起的颈部僵硬、颈肩部疼痛，想试一试，但不知道热敷的具体方法。麻烦您告诉我：**调治颈椎病常用的热敷方法有哪些？**

解答：用于调治颈椎病的热敷方法有很多，较常用的有毛巾热敷法、热水袋热敷法、沙热敷法、姜热敷法、砖瓦热敷法、盐热敷法、葱热敷法和醋热敷法。

（1）毛巾热敷法：先把毛巾浸在热水盆内，取出并拧至半干，用手腕掌侧试其温度是否适当，把温度适当的热毛巾敷于颈项肩背部，敷时还应询问患者是否感到烫。毛巾上面可再盖一棉垫，以免热气散失。同时，要准备两块毛巾，以便交替使用。大约每5分钟换1次毛巾，每次热敷15~20分钟，每日热敷1~2次。

（2）热水袋热敷法：选取大小合适的热水袋，首先检查热水袋有无漏气，然后将热水（60~70℃）装至热水袋容量的三分之二，排出气体，旋紧袋口，擦干袋外面的水，装入布套内或用布包好待用。热敷时去掉布套或包布，直接敷于颈项肩背部。通常每次热敷15~20分钟，每日热敷1~2次。

（3）沙热敷法：取适量的细沙，放在铁锅内炒热，用布包裹后，趁热敷于颈项肩背部，以患者感到舒适、能耐受为度。通常每次热敷15~20分钟，每日热敷1~2次。

（4）姜热敷法：取适量生姜（不去皮），洗净后捣烂，挤出一些姜汁，倒入碗中备用。将姜渣放在锅中炒热，用纱布包裹扎好口，在颈项肩背部热敷，姜渣包凉后，再倒入锅中加些姜汁，炒热后再敷，如此反复进行。通常每次热敷15~20分钟，每日热敷1~2次。

（5）砖瓦热敷法：取适宜的青砖或瓦片，置炭火或煤火中烘热，用布包裹，以适当的温度热敷颈项肩背部，可用两组砖瓦轮流进行。通常每次热敷15~20分钟，每日热敷1~2次。

（6）盐热敷法：选择颗粒大小均匀，没有杂质的食盐适量，倒入铁锅中，用文火慢慢加热，边加热边搅拌，待温度在55~60℃时，倒入布袋内，将口扎好，敷于颈项肩背部。通常每次热敷 15~20 分钟，每日热敷 1~2 次。

（7）葱热敷法：取适量新鲜葱白，捣烂后放入铁锅内炒热，用布包裹、扎紧，趁热置于颈项肩背部热敷。通常每次热敷 15~20 分钟，每日热敷 1~2 次。

（8）醋热敷法：取适量食盐放入铁锅内爆炒，取适量陈醋洒入盐内，边洒边搅动，要求搅拌均匀，醋洒完后再略炒一下，倒在事先准备好的布包内，趁热敷于颈项肩背部。通常每次热敷 15~20 分钟，每日热敷 1~2 次。

35 什么是泥敷法？泥敷有什么作用？

咨询：我最近总感觉颈部僵硬，颈肩部酸沉疼痛，经检查被诊断为颈椎病，正在做牵引治疗。听说泥敷法也能调治颈椎病，我不清楚什么是泥敷法，对泥敷的作用和疗效也是将信将疑，想进一步了解一下。麻烦您给我讲一讲：什么是泥敷法？泥敷有什么作用？

解答：这里首先告诉您，泥敷法确实能调治颈椎病。泥敷法是以治疗泥为载体，将其加热后敷在人体一定部位，使热传至机体，以治疗疾病的一种外治方法。泥敷法治疗颈椎病，是通过将加热后的治疗泥敷于颈项部，使热传至整个病变部位，以达到消除颈项酸沉疼痛不适等症状，促进颈椎病逐渐康复的目的。治疗泥是指含有无机盐、有机物、微量元素和某些放射性物质，具有医疗作用的泥类，其种类较多，适用于颈椎病的治疗泥主要有淤泥、泥煤腐殖土、人工泥等，其中以淤泥最为常用。

泥敷法主要是通过温热作用、机械作用、化学作用及放射性辐射与电离作用等，而起治疗作用的。治疗泥热容量小，并有一定的可塑性和黏滞性，导热性低，散热过程慢，保温性能好，能长时间保持恒定的温度，泥敷颈项部具有较好的温热作用，对减轻颈椎病患者颈项部酸沉疼痛不适等症状大有好处。治疗泥中各种微小沙土颗粒和大量的胶体物质在与皮肤密切接触时，通过一定的压力和摩擦刺激，对颈项部产生机械性按摩作用，能减轻或缓解颈项肩背部疼痛不适等症状。此外，治疗泥的某些化学作用和弱的放射性作用，通过神经反射、体液传导和直接作用，产生综合疗效。

36 颈椎病患者怎样进行泥敷？

咨询： 我今年67岁，近段时间总感觉颈肩部疼痛不舒服，左手指还时不时麻木，经检查被诊断为颈椎病，正在进行针灸治疗。听医生说有一种泥敷法，调治颈椎病的效果也不错，我准备试一试。我要咨询的是：颈椎病患者怎样进行泥敷？

解答： 颈椎病患者进行泥敷，首先要掌握好泥疗的温度，一般应控制在 37~43℃之间，通常从 37℃开始，然后根据患者的适应情况逐渐增加温度，或者先进行矿泉浴，适应几分钟后再进行泥疗。泥疗的时间一般为每次 10~20 分钟，患者适应后也可逐渐延长，通常每日或隔日 1 次，10~20 次为 1 个疗程。

颈椎病患者的泥敷法可采用局部泥敷、局部泥浴、局部泥罨包和局部间接泥疗等。局部泥敷是将加热的治疗泥放在调泥台上搅拌或加入凉泥冷却，调到比所需温度高 7℃时，再敷于患部治疗；局部泥浴是用水将泥调稀，放在特制的木盆或瓷盆中进行治疗；局部泥罨包是将加热的泥装在布袋中，然后将它敷于颈项部，用绷带固定，进行治疗；局部间接泥疗则是将治疗泥放在病变附近部位，进行治疗。

在局部泥敷治疗结束后，应用 35~37℃的温水冲洗治疗部位，必要时可用毛刷刷净，冲洗的时间不应超过 6~8 分钟，冲洗时禁用肥皂等洗涤用品。治疗结束后要卧床休息 30~40 分钟。

在应用泥敷法调治颈椎病时，要掌握好泥敷的适应证，严防对有泥敷禁忌证的颈椎病患者进行泥敷治疗，比如颈椎病伴有结核病、心功能不全、恶性肿瘤、重度脑动脉硬化、肾性高血压、重症哮喘、出血倾向性疾病，以及颈项肩背部有皮肤急性炎症和湿疹等，都不宜用泥敷疗法。泥敷场所的温度和通风条件要适合治疗要求，治疗泥的温度要适宜。在泥敷治疗以后，应立即冲洗干净并擦干皮肤，穿好衣服，注意保暖，防止局部风邪侵袭和受凉感冒。为了补充治疗中机体水分的丢失，要适当饮用糖盐水或温茶水等。

37 什么是蜡敷法？蜡敷有什么作用？

咨询： 我今年 33 岁，患颈椎病已有一段时间，正在服药治疗。自从患病后，我特别关注有关颈椎病的防治知识，听说有一种蜡敷法，方法独特，操作简单，能治疗调养颈椎病，想进一步了解一下。请问：什么是蜡敷法？蜡敷有什么作用？

解答： 蜡敷法也称石蜡疗法，是将石蜡加温后作为导热体，涂布或直接热敷于局部患处，以达到治疗疾病目的的一种方法。蜡敷疗法简单易行，疗效可靠，是调治颈椎病行之有效的方法之一。蜡敷法调治颈椎病，主要是通过蜡的温热作用和机械压迫作用，促进局部血液循环和营养状况的改善，以消肿、消炎和止痛，达到治疗颈椎病的目的。

石蜡热容量大，导热性小，无对流，蓄热能大，能使皮肤耐受较高温度。石蜡涂在皮肤表面能迅速冷却凝固成一层蜡膜，阻止热量的迅速传递，故涂敷厚层的高温石蜡能保持较长时间的温热作用，以促进局部血管扩张，改善血液循环，有利于血肿的吸收和水肿的消散，并能增强网状内皮系统的吞噬功能，提高新陈代谢，消炎、消肿。石蜡含有油质，可润泽皮肤，增强皮肤的柔软性和弹性，软化松解瘢痕组织和挛缩的肌腱。蜡敷能增强血液循环，改善局部皮肤营养，有利于软组织损伤的康复，缓解局部疼痛等症状。石蜡还有良好的可塑性、黏滞性，能与皮肤密切接触，促使温热向深部组织传递，并随着温度降低，冷却凝固，体积缩小，施压于皮肤和皮下组织，产生柔和的机械压迫作用，促进组织渗出液的吸收，防止淋巴液和血液渗出，故有消肿止痛作用。

38 颈椎病患者怎样进行蜡敷？

咨询： 我在医院理疗室工作，前段时间参加实用中医技术培训，授课老师介绍了蜡敷法，说蜡敷治疗调养颈椎病、肩周炎等慢性病的效果不错。医院准备开展这项工作，但我操作方法还不是太熟练。请您给我介绍一下：颈椎病患者怎样进行蜡敷？

解答： 应用蜡敷法调治颈椎病，首先要选择好石蜡，用隔水加热法将石蜡熔化，之后根据具体情况采用适宜的操作方法。通常每次治疗 30~60 分钟，每日或隔日 1 次。在应用蜡敷调治颈椎病时，要掌握其适应证，严防对有蜡敷禁忌证的颈椎病患者进行蜡敷治疗。颈椎病伴有恶性肿瘤、糖尿病、肾功能不全及高热等病症者，禁用蜡敷疗法。敷蜡时要掌握好蜡的温度，不能过热或过冷，要防止烫伤发生，有感觉障碍者不宜进行蜡敷治疗。石蜡为易燃物质，加热时必须隔水加热，注意防火。在治疗过程中，应注意观察和询问患者治疗部位皮肤情况，如发现有皮疹、水疱等，应立即停止治疗，并进行相应的处理。

蜡敷法的具体操作方法有多种，但就调治颈椎病来说，常用的有浸蜡法、刷蜡法和蜡盆法。

（1）浸蜡法：将医用石蜡用隔水加热法（外层锅放水，内层锅放蜡）使其熔化，一般加热到 70~80℃，持续数分钟即可。然后倒入容器中，待其冷却到 55℃左右时，用平毛刷浸蜡液，迅速而均匀地在治疗部位先涂刷一层较薄的石蜡（此层要大于治疗部位），冷凝形成蜡壳后，再将 8~10 层浸透蜡液的纱布敷于蜡层上，用胶布或塑料包好。

（2）刷蜡法：将医用石蜡用隔水加热法使其熔化，倒入容器中，待其冷却到 55~60℃时，用软毛刷蘸取蜡液均匀而快速地刷于患部，形成约 0.5 厘米厚的蜡壳，然后把所剩稍凉的半固体蜡倒在上面呈饼状敷于局部皮肤上，随蜡液逐渐冷却，其机械压迫作用也逐渐增强。

（3）蜡盆法：采用蜡盆法时，将医用石蜡用隔水加热法使其熔化，倒入铺有塑料胶布的盆中，厚度为 2~3 厘米，大小根据患部的情况而定，待蜡表面渐冷却凝固后，连同塑料胶布一起翻转贴敷于治疗部位。

39 药枕疗法调治颈椎病有什么作用？

咨询：我今年 56 岁，近段时间总感觉颈肩部疼痛不舒服，经检查被诊断为颈椎病，正在做牵引治疗。听说药枕疗法能调治颈椎病，我准备配合牵引治疗试一试，可又不太相信，想了解一下药枕疗法的作用。麻烦您给我讲一讲：药枕疗法调治颈椎病有什么作用？

解答：药枕疗法就是指将具有芳香开窍、活血通脉、镇静安神、调和阴阳、调养脏腑、疏通经络等作用的中药，经过加工处理或炮制以后，装入枕芯之中，或直接做成薄型的药袋置于普通的枕头上，在睡眠时枕用，以达到防治疾病目的的独特治疗方法。

药枕疗法能缓解颈项部僵硬酸沉疼痛不适，消除头晕头痛等症状，调治颈椎病有肯定的疗效。应用药枕调治颈椎病，无明显的禁忌证，无毒副作用，老少皆宜，适用于各种类型的颈椎病患者。需要说明的是，药枕疗法取效较慢，使用本法要有耐心，应持之以恒，必要时可与牵引疗法、按摩疗法等配合应用，以提高治疗效果。

药枕疗法通过发挥药枕的机械刺激和药物的作用、心理调节作用，以及枕头的作用等综合作用于机体，以达到调治颈椎病目的。

（1）机械刺激和药物的作用：药枕中的芳香挥发、磁性成分的药物，可直接作用于皮肤、黏膜、五官，渗入血脉之中，到达病所，以消炎杀菌、镇静止痛、活血化瘀，起治疗作用。借助机体头颈部与药枕的长时间接触，在药物有效成分通过皮肤、呼吸道进入机体的同时，刺激头颈部的穴位，调整机体的气血阴阳平衡和脏腑功能，达到治疗颈椎病的目的；通过机械刺激作用及药物的功效，可激动头颈部的皮肤感受器、血管、神经，调整其抑制和兴奋过程，调节血管和神经的功能，而起到治疗的作用。

（2）心理调节作用：药枕疗法可使就寝的枕具、气味等局部小环境发生一些改变，从而使患者的身心状态发生改变，对患者起到良好的心理调节作用，有利于改善头颈部疼痛不适等症状。

（3）枕头的作用：合适的药枕在使用时可使头和颈部与枕头接触面较大，体重的支撑比较平均，压力的分散也就均匀，脊柱周围肌肉得到充分放松，脊椎保持正常的生理曲线状态，促进颈肩部血液循环，有利于改善颈椎病患者的自觉症状。

40 调治颈椎病常用的药枕有哪些？

咨询：我患颈椎病已有一段时间，总感觉颈肩部僵硬、疼痛，服用过中西药，也做过牵引治疗，效果都不太好。听说药枕制作简单，能治疗调养颈椎病，我想自己制作一个药枕枕用一段时间，但没有制作药枕的配方。请您告诉我：调治颈椎病常用的药枕有哪些？

解答：药枕确实能治疗调养颈椎病，您想自己制一个药枕枕用一段时间的想法是可取的，不过应注意制作的药枕大小和厚度要合适，选用的装填物要对症，最好在有经验的医生或保健专家的指导下进行。下面选取几个调治颈椎病常用的药枕，从配方、制作、功效、适应证几个方面予以介绍，供您参考。

（1）颈安枕

配方：水稻壳 1000 克，菖蒲 300 克，葛根 400 克。

制作：将菖蒲、葛根晒干后研为粗末，用纱布包裹缝好，与晒干的水稻壳一同装入枕芯即成。

功效：祛风解肌，通络止痛。

适应证：各种类型的颈椎病，能缓解颈肩部疼痛不适等症状，对中医辨证属风寒湿痹型、太阳督脉型者效果尤好。

（2）蚕砂舒颈枕

配方：晚蚕砂 500 克，羌活 300 克。

制作：先将洗净的羌活晒干研为粗末，之后与晒干的晚蚕砂混匀，用纱布包裹缝好，装入枕芯即成。

功效：祛风散寒，通络止痛。

适应证：颈椎病以颈项、肩背部酸麻沉痛为主要表现者，尤其适用于中医辨证属风寒湿痹型、太阳督脉型者。

（3）野菊川芎枕

配方：野菊花 500 克，川芎 300 克。

制作：将川芎烘干研为粗末，之后与晒干的野菊花混匀，用纱布包裹缝好，装入枕芯即成。

功效：平肝清热，活血通络。

适应证：颈椎病以头晕、颈项及肩背部酸麻沉痛为主要表现者，尤其适用于中医辨证属肝肾不足型、气滞血瘀型者。

（4）麦皮牛膝枕

配方：荞麦皮 1500 克，牛膝 300 克，陈皮 500 克。

制作：将牛膝、陈皮晒干，共研为粗末，之后与晒干的荞麦皮混匀，用纱布包裹缝好，装入枕芯即成。

功效：祛风活血，理气化痰，补益肝肾。

适应证：肝肾不足型、气滞血瘀型、痰瘀交阻型颈椎病。

（5）川芎蚕砂枕

配方：川芎 250 克，晚蚕砂 500 克。

制作：将川芎晒干粉为粗末，与晒干的晚蚕砂混匀后，用纱布包裹缝好，装入枕芯中即成。

功效：活血化瘀，祛风止痛。

适应证：颈椎病以颈项及肩背部酸麻沉痛为主要表现者，尤其适用于中医辨证属气滞血瘀型、太阳督脉型及风寒湿痹型者。

（6）桃叶止痛枕

配方：桃树叶 2000 克。

制作：将桃树叶晒干，搓为粗末，用纱布包裹缝好，装入枕芯即成。

功效：活血化瘀，通络止痛。

适应证：颈椎病以头痛，颈项、肩背部麻木酸痛为主要表现者，对中医辨证属气滞血瘀型者效果尤佳。

（7）鸡血藤药枕

配方：鸡血藤 500 克，白芷 40 克，绿豆 750 克。

制作：将鸡血藤、白芷、绿豆晒干后分别研为粗末，混匀后制成薄型枕芯，与普通枕芯配合使用。

功效：补血活血，舒筋活络止痛。

适应证：颈椎病以头晕头痛、颈肩部酸痛不适为突出表现者，对于中医辨证属血虚络阻型者尤为适宜。

（8）天麻定眩枕

配方：天麻 50 克，菊花 300 克。

制作：将天麻晒干研为粗末，与晒干的菊花混匀后，用纱布包裹缝好，制成薄型枕芯即成。

功效：平肝息风，通络止痛。

适应证：脊髓型、交感神经型颈椎病，对中医辨证属肝肾不足型、心肝火旺型者效果较好。

（9）荷叶红花枕

配方：荷叶 1000 克，红花 100 克。

制作：将荷叶、红花晒干后搓为粗末，混匀后用纱布包裹缝好，装入枕芯即成。

功效：活血化瘀，通络止痛。

适应证：气滞血瘀型、痰瘀交阻型颈椎病。

（10）麦皮稻壳枕

配方：荞麦皮 1000 克，水稻壳 500 克，秦艽 300 克。

制作：将秦艽晒干研为粗末，与晒干的荞麦皮、水稻壳一同用纱布包裹缝好，装入枕芯即成。

功效：祛风湿，清虚热，活络止痛。

适应证：颈椎病以颈部酸沉疼痛为主要表现者。

（11）夏枯草荷叶枕

配方：夏枯草、荷叶各等份。

制作：将夏枯草、荷叶分别晒干，搓为粗末，混匀后用纱布包裹缝好，装入枕芯即成。

功效：养血清肝降火，祛湿化浊定眩。

适应证：肝肾不足型、痰瘀交阻型颈椎病，对高血压伴发颈椎病者较为适宜。

（12）豨莶草通络枕

配方：豨莶草 500 克，白芷 30 克。

制作：将豨莶草、白芷分别晒干，研为粗末，混匀后制成薄型枕芯，与普通枕芯配合使用。

功效：祛风湿，通经络。

适应证：颈椎病以颈肩部疼痛不适为突出表现者。

41 应用药枕调治颈椎病应注意什么？

咨询：我最近总感觉颈肩部疼痛不舒服，左手臂至手指还时常麻木，经检查被诊断为颈椎病，正在做牵引治疗。听说在牵引治疗的同时配合应用药枕能提高疗效，我找个药枕配方，准备制成药枕枕用一段时间。我要问的是：应用药枕调治颈椎病应注意什么？

解答：这里首先告诉您，在牵引治疗的同时配合应用药枕治疗颈椎病，确实能提高疗效，缓解颈肩部疼痛不舒服。为了使药枕能达到应有的治疗保健效果，避免不良反应发生，在应用药枕调治颈椎病时，应注意以下几点。

（1）注意做枕药物的加工处理：在制作药枕时，应注意药物的防霉、防蛀。对花、叶类药物只需晒干后搓碎即可；根茎、木本、藤类的，应晒干或烘干后再研为粗末；角质类、矿石类的，应打碎成小块如米粒大小或研成粗粉；易挥发类药物应与其他药物混合。

（2）注意药枕用布的选择：药枕用布宜选用柔软、透气性能好的棉布、纱布，以利于药物气味的散发，不宜用化纤类布料制作。在药枕底层枕芯最好加垫一块塑料布，以防药物渗漏散失。

（3）注意药枕大小的选择：枕头的大小和形状应符合颈椎的生理要求，以利用枕头维持颈椎的生理曲度，使头和颈部与枕头的接触面较大，压力分散均匀，脊柱周围肌肉得到充分放松，并且对肩部血液循环运行不造成压迫。药枕可根据需要制成圆形、方形、三角形等，一般枕长60~90厘米、枕宽20~35厘米为宜，高度则以头颈部压下后与自己的拳头高度相等或略低一些为好。

（4）在医生的指导下应用：药枕疗法虽然无明显的禁忌证，但使用不当不仅难以取效，还会给身体造成不适，因此应在医生的指导下正确使用。药枕疗法只适用于轻型颈椎病患者，对于重症颈椎病患者，药枕只能作为辅助治疗手段。有些患者对药物过敏，若使用药枕后出现头晕头痛、恶心呕吐、荨麻疹、皮肤潮红发痒等，应停止使用。孕妇则应禁止使用辛香活血通经之药物。由于药枕疗法显效较慢，常需1周或更长的时间方能见效，所以使用药枕不能急于求成，要有耐心，做到持之以恒，缓图以功。

（5）注意与其他疗法配合：药枕虽好，但其作用有限，在应用药枕疗法的同时，还应注意与针灸、按摩、牵引、运动等治疗方法配合，以发挥综合治疗的优势，提高临床疗效。

42 按摩治疗颈椎病有什么作用?

咨询：我今年56岁，最近总感觉颈部僵硬，颈肩部酸沉疼痛，经检查被诊断为颈椎病，正在服用颈复康治疗。听说按摩治疗颈椎病的效果不错，我想了解一下按摩的作用，准备在服用颈复康颗粒的同时配合按摩调理一下，请问：按摩治疗颈椎病有什么作用?

解答：按摩又称推拿，是通过按、压、摩、扳等手法作用于人体体表的特定穴位或部位，给机体一定的良性刺激，以调节机体的生理、病理状态，达到防病治病目的的一种传统治疗手段，也是中医独具特色的治疗方法之一。

按摩疗法是治疗颈椎病的重要方法之一。按摩具有较好的通经络、行气血、舒筋骨、调脏腑、强机体等功效，在轻松舒适的揉按中，改善肌肉组织营养，消除疲劳，缓解疼痛，防止肢体僵硬及肌肉萎缩，增加关节活动度。按摩缓解颈项肩背部酸沉疼痛不适等症状的功效显著，所以很多颈椎病患者愿意接受这种治疗。

按摩主要通过以下作用，改善颈部血液循环，舒筋通络，缓解颈项肩背部酸沉疼痛不适等症状，恢复颈椎的各种功能，达到治疗颈椎病的目的。

（1）关节复位和理筋整复：通过运用适当的按摩手法，扩大椎间隙及椎间孔，使突出的椎间盘得以复位，关节脱位者得到整复，骨缝错开者合拢，肌腱滑脱者理正，恢复颈椎正常的生理曲线，以消除颈椎病引起的肌肉痉挛和局部疼痛等，有利于损伤组织的修复和功能重建。

（2）改善颈部的血液循环：通过按摩手法的实施，可促进局部毛细血管扩张，增加血管通透性，加快血流速度，改善局部的血液循环和颈部的血液供应，有利于局部组织炎症及其代谢产物的吸收，从而使症状缓解，达到治疗的目的。同时按摩通过调和营卫、通利气血，还能调节人体脏腑功能，促进组织器官的新陈代谢，增强体质和机体抗病能力，有利于颈椎病的逐渐康复。

（3）松解颈部组织的粘连：颈部长期反复的炎症刺激，必将导致纤维结缔组织的增生，使肌肉、韧带、关节囊等局部组织与神经根粘连，并使神经根受压、关节活动受限，运用各种按摩手法整治，能起到松解粘连、滑利关节、疏通狭窄、消肿止痛的作用，使神经根、椎动脉甚至脊髓的刺激和压迫得到改善，神经系统功能得到调整，关节活动受限得以解除，促使其恢复正常功能，临床症状相应改善。

（4）恢复脊椎的生理平衡：颈椎椎间盘和椎体发生退行性病变，或颈部急、慢性损伤，都会引起颈部肌肉组织炎性改变，产生保护性痉挛，致使牵拉脊椎，出现脊椎平衡失调，按摩可刺激相应的本体感受器和诱发反射作用，解除神经根受刺激所引起的反射性肌肉痉挛，恢复脊椎的生理平衡。

（5）缓解疼痛不适等症状：按摩手法能松解肌肉痉挛，促进局部血液循环，使局部组织温度升高，提高局部组织的痛阈而起到镇痛作用。同时，还能将紧张或痉挛的肌肉充分伸长，解除其紧张、痉挛，通过活血祛瘀、舒筋通络、解痉止痛而缓解颈椎病之颈项肩背部酸沉疼痛不适等症状。

43 应用按摩疗法治疗颈椎病应注意什么？

咨询： 我最近总感觉颈肩部疼痛不舒服，经检查被诊断为颈椎病，正在做牵引治疗。我听说在牵引的同时配合按摩治疗颈椎病的效果不错，能有效缓解颈肩部疼痛不舒服。我想试一试，但还不清楚按摩有哪些注意事项。请问：应用按摩疗法治疗颈椎病应注意什么？

解答：按摩是治疗颈椎病常用的方法之一。按摩疗法简单易行，轻松舒适，不需耗费过度的精力，不增加患者的经济负担，所以深受颈椎病患者的欢迎。当然，若按摩不当，不仅难以达到应有的治疗保健效果，还会对人体造成伤害。为了获得满意的疗效，避免意外事故发生，在应用按摩疗法治疗颈椎病时，应注意以下几点。

（1）注意按摩的禁忌证：要根据按摩疗法的适应证选择患者，防止对有按摩禁忌证者进行按摩治疗。凡颈椎结核、肿瘤，有骨折、脱位等颈椎明显不稳定现象者，颈椎局部或全身有严重感染者，兼有严重的凝血功能障碍者，颈椎有严重的骨质疏松现象者，颈部有皮肤病者，体质虚弱者，以及有严重心、脑、肺疾病者等，均不宜采用按摩疗法。对于脊髓型颈椎病患者应谨慎使用按摩疗法，治疗过程中应密切注意病情的变化。

（2）选择适宜的按摩手法：要根据颈椎病患者的病情、体质等情况，选择与之相适应的按摩手法。操作时手法应力求轻柔和缓，动作宜轻、慢，节律要均匀，保持适宜的用力强度，用力不宜过大，切忌用重力或蛮力。自我按摩应在医生的指导下，在了解注意事项并掌握操作要领后进行。

（3）注意保护颈项部：按摩治疗慎用强力牵拉的手法以及超过生理运动范围的手法，以免造成颈项部软组织撕裂等。按摩治疗后应注意保护颈项部，可固定颈椎 30 分钟；避免不正常的工作体位如低头等；避免用头顶重物及手持重物等，避免高枕、过低枕，维持颈椎的生理曲度。要注意颈项部的保暖，避免受风寒侵袭，寒冷季节按摩时应注意室内温度，以防受凉感冒等。

（4）注意与其他疗法配合：按摩疗法可与药物治疗、颈椎牵引以及针灸、理疗、熏洗、拔罐和运动锻炼等治疗方法配合，以充分发挥综合治疗的优势，提高临床疗效。若在牵引的同时施以按摩疗法，其临床疗效较好。

44 如何用自我搓揉按摩法治疗颈椎病？

咨询：我患有颈椎病，最近一段时间总感觉颈部僵硬、颈肩部疼痛。我听朋友说自我搓揉按摩法方法简单，能治疗颈椎病，有效缓解颈部僵硬、颈肩部疼痛，但具体怎么进行按摩他没有交代清楚。麻烦您给我介绍一下：如何用自我搓揉按摩法治疗颈椎病？

解答：自我搓揉按摩法方法简单易行，轻松舒适，具有舒筋通络、解痉止痛、松解粘连、放松颈背部肌肉等作用，用于治疗颈椎病，能有效缓解颈项、肩背部酸沉疼痛不适等症状，是颈椎病患者进行自我调治的一种有效方法。

采用自我搓揉按摩法治疗颈椎病时，患者取坐位，首先进行面部按摩，用两手手掌分别搓脸的正面、侧面及耳后各 10 次，然后五指分开如梳头状，自前向后梳按 10 次；之后分别用左、右手揉擦对侧前颈各 10 次，揉拿对侧肩井穴各 10 次，擦后颈部 10 次，并上下移动抓拿后颈部，再用拇指依次点揉风池、天柱、大椎穴各 1 分钟，按揉颈项肩背部痛点 1~2 分钟；最后用一手托枕部，一手反掌托下颌，进行轻柔的头部上仰位旋转运动数次。伴有头晕者，可将两手五指分开，用指尖轻叩头部；手臂麻木者，可沿上臂、前臂顺序揉搓，并配合曲池、手三里、合谷穴的点按，以提高疗效。

45 怎样用面颈推三把法治疗颈椎病？

咨询：我今年42岁，最近一段时间总感觉颈部僵硬、颈肩部疼痛，颈后伸及向左、右侧活动时疼痛加重。经检查被诊断为颈椎病。医生建议在牵引的同时配合面颈推三把法进行调治。请您给我讲一讲：怎样用面颈推三把法治疗颈椎病？

解答：面颈推三把法具有活血化瘀通络、调理气血、解除颈部肌肉痉挛等作用，用于治疗颈椎病，能改善面颈部血液供应，改善头晕头痛、颈项部疼痛不适等症状，适合于交感神经型颈椎病患者。

采用面颈推三把法治疗颈椎病时，患者取坐位，术者立于患者前面，操作时首先用双手的拇指由下向上推印堂穴3~5次，再沿眉弓上方两手均匀用力推到太阳穴3次，揉太阳穴100次左右。之后用推三把之法，第一把由印堂穴起，沿眉弓上方分开推至太阳穴处，沿两侧发际向后推至颈项中部，双手合拢；第二把从前额中央部起，两手分开向上至发际，再从额角下行绕耳郭后，推至枕部，两手合拢向下推颈后部到大椎穴止；第三把由前额中央发际部向两侧分开推到前额边角，再两手向中间合拢，从前经头顶正中向后推至大椎穴止，并用两手按压风池穴 1~2 分钟，同时揉捏颈项部及肩部 3~5 分钟。在操作时应做到手法均匀、缓慢，不损伤皮肤和扯痛发根、头皮。

46 怎样用点拿舒筋拔伸法治疗颈椎病？

咨询： 我患有颈椎病，近段时间总感觉颈肩部疼痛不舒服。我从电视上看到用点拿舒筋拔伸法能治疗颈椎病，缓解颈肩部疼痛不舒服，想进一步了解一下，准备找按摩师按摩 1 个疗程，我要咨询的是：怎样用点拿舒筋拔伸法治疗颈椎病？

解答： 点拿舒筋拔伸法能疏通气血，舒筋活络，解除肌肉韧带痉挛，并有松解粘连，理筋正骨的作用，颈椎病患者通过此法按摩，能恢复颈椎正常的功能，改善颈部疼痛不适等症状。需要说明的是，用点拿舒筋拔伸法治疗颈椎病，需要有经验的医师进行按摩，患者家属很难掌握其操作要领，切不可自行按摩，以免引发不良事件。

治疗时患者取坐位，术者立于其后，首先用一手的拇指及食指点按患者的风池穴，并用另一手扶患者的额部，同时两手相对用力，慢慢轻提头颅约半分钟，以拿法和揉法施术于颈部肌群和韧带，以患侧为主，手法宜由轻度到中度，时间约 5 分钟；之后术者以拿法对斜方肌、肩胛提肌、冈上肌及其深层的肌肉和韧带施治，时间 2~3 分钟，并点缺盆、风府、天宗、肩井穴约 2 分钟（点肩井穴力度宜大）；接着术者应用𢮿法施治于颈项部及上肢肌肉和韧带，应用推法施治于肩背部，时间约 5 分钟，使其得到充分的放松，并点曲池、手三里、合谷穴约 3 分钟，拔伸患者手指、轻抖双上肢约 1 分钟；对于滑膜嵌顿和后关节错位者，术者一手托患者下颌，另一手托后枕部向上托提拔伸颈部 3~4 次，并在中立位或颈前屈 20° 时用轻巧闪动的手法，在上提的同时旋转扳动颈椎（常可听到"咔嚓"的响声，切忌使用暴力）；然后，术者一手扶患者头顶，另一手在病变颈椎的横突、棘突间用拇指弹拨手法松解粘连，并用一手扶肩部，另一手拇指在肩胛骨周围，尤其内上角的肌肉韧带附着点进行弹拨与刮揉（以患侧为主），时间约 5 分钟；最后，点按风池穴，转动颈部，轻轻拍打颈项和肩背部，结束治疗。

47 如何用推按提拔头颈法治疗颈椎病？

咨询： 我是个中医爱好者，喜欢用按摩调理身体不舒服。我的家人患有颈椎病，想让我用按摩的方法给他调理调理。我看到报纸上介绍推按提拔头颈法能治疗颈椎病，准备采用这一按摩方法。请问：如何用推按提拔头颈法治疗颈椎病？

解答： 推按提拔头颈法具有舒筋通络、解痉止痛、理筋整复等作用，能改善血液循环，缓解肌肉紧张，改善椎动脉供血，用于治疗颈椎病，能有效缓解颈椎病患者颈项肩背部疼痛、眩晕、头痛等症状，尤其适用于椎动脉型颈椎病患者。

采用推按提拔头颈法治疗颈椎病时，患者取坐位，术者立于患者前面，首先双手拇指交替上推印堂穴 10~20 次，并交叉点按翳风、攒竹穴各 2 次；然后侧推前额 30 次，点按鱼腰穴 1 分钟，侧推前额转推太阳穴 30~50 次，指拿双侧胸锁乳突肌 5~10 次，点按印堂至百会穴，双侧眉中至百会穴，并弧形理发根，左右、正中各理 5~10 次；再指击头顶，从前发际正中向百会穴，再返回正中，至左返回正中，至右返回正中；然后术者转向患者右侧，用右手拇、食指揉按头两侧，从眉梢往上后再换手到风池，并用拇指从印堂揉到百会，拿揉颈后大筋 5~10 次，点风池、风府穴各 1 分钟；最后挤按提拔头颈，拿肩，点双合谷穴，结束治疗。

48 怎样用按揉牵引摇肩法治疗颈椎病？

咨询： 我最近总感觉颈部僵硬、颈肩部酸沉疼痛，经检查被诊断为颈椎病，在服用颈复康颗粒的同时，正在配合做牵引治疗。今天我路过一家按摩调理中心，他们介绍说按揉牵引摇肩法治疗颈椎病的效果很好，我想了解一下：怎样用按揉牵引摇肩法治疗颈椎病？

解答：这里首先告诉您，按揉牵引摇肩法治疗颈椎病的效果确实很好。按揉牵引摇肩法具有舒筋活络、活血化瘀、解痉止痛等作用，能松解粘连，解除肌肉痉挛，纠正颈椎小关节紊乱，消除颈肌疲劳，能有效治疗颈椎病，其中对颈型和神经根型颈椎病患者的疗效较好。

采用按揉牵引摇肩法治疗颈椎病时，患者取坐位，术者立于患者后面，两手拇指按揉双侧肩胛部天宗穴 1~2 分钟，之后再拿颈项及风池、肩井穴各 2~3 分钟，以使颈项肩背部肌肉最大限度放松，并用两手小鱼际按揉其双侧颈肩部的肌肉。然后术者将两前臂尺侧分别放在患者两肩上，准备向下用力，双手拇指顶在两风池穴上，其余 4 指及手掌托起下颌部，准备向上举，动作做好后，前臂与手同时向相反方向用力，把颈椎牵开，持续用力，在此过程中边牵引边使头作前屈、后仰及左右旋转动作，在患者无不适的前提下，牵引的时间越长越好。牵引完毕后，再摇肩关节 1~2 分钟，拿风池、肩井穴各 1 分钟，以两手小鱼际交替击打患者颈项肩背部肌肉半分钟，结束治疗。

49 如何用推拿颈部抖肢法治疗颈椎病？

咨询：我们单位的孙主任曾患颈椎病，听他说是用推拿颈部抖肢法调理好的。我最近一段时间总感觉颈肩部酸沉疼痛，经检查被诊断为颈椎病，准备找按摩师用推拿颈部抖肢法进行治疗，想先了解一下，请您告诉我：如何用推拿颈部抖肢法治疗颈椎病？

解答： 推拿颈部抖肢法具有舒筋活血、解痉止痛、松弛关节，改善局部血液循环等作用，用于治疗颈椎病，能缓解颈椎病患者颈项、肩背部酸沉疼痛不适等症状。您最近一段时间总感觉颈肩部酸沉疼痛，经检查被诊断为颈椎病，用推拿颈部抖肢法治疗是可行的。

采用推拿颈部抖肢法治疗颈椎病，患者宜取俯卧位，术者立于患者一侧，首先用手掌推颈项肩背部 3~5 次，接着揉拿颈项肩背部，并用拇指弹拨颈部的痛点，点揉哑门、风池等穴，按压大椎到天柱穴 3~4 分钟；之后患者取仰卧位，去枕，全身自然放松，术者两手捏拿颈部肌肉 3~5 分钟，并用一手放后颈部，另一手放下颌部，用力拔伸牵引颈椎，缓缓左右转动颈部 3~4 次；再令患者取端坐位，术者立于患者后面，双手在颈部两侧作理筋手法数次，并用拇指点压缺盆、肩中俞、肩外俞、天宗穴各 1 分钟，双手揉、拿、搽患侧上肢 3~5 次，点揉手三里、合谷穴各 1 分钟；最后采用抖法，握患肢手部，抖动上肢，并牵引上肢 3~5 次，再点拿肩井、大椎、风池穴各 1 分钟，结束治疗。

50 怎样用头颈摇正拔伸法治疗颈椎病？

咨询： 我最近总感觉颈肩部僵硬、疼痛，经检查被诊断为颈椎病。听说头颈摇正拔伸法治疗颈椎病的效果很好，能有效缓解颈椎病患者颈肩部僵硬、疼痛。我想让按摩师用头颈摇正拔伸法按摩几天试一试，我要问的是：怎样用头颈摇正拔伸法治疗颈椎病？

解答：头颈摇正拔伸法治疗颈椎病的效果确实很好。您患有颈椎病，最近总感觉颈肩部僵硬、疼痛，用头颈摇正拔伸法治疗是不错的选择。头颈摇正拔伸法具有活血化瘀、舒筋通络、松弛关节、纠正颈椎小关节紊乱、解除颈部肌肉痉挛疼痛等作用，用于治疗颈椎病，能有效缓解颈椎病患者颈项、肩背部沉痛、头晕等症状。

采用头颈摇正拔伸法治疗颈椎病，患者宜取仰卧位。首先采用头颈摇正法，术者坐其头侧，以揉捏法或指揉法充分松解颈项部肌肉，再一手托其枕部，一手托下颌部，使患者头后仰并向健侧仰旋，当转至最大角度时，托下颌的手再稍加有限制的闪动力，以纠正上颈段错位的颈椎小关节，如上法再向患侧重复 2~3 次；之后采取头颈拔伸法，术者一手托其下颌部，一手握扶枕部，双手同时用力做头颈徒手拔抻牵引，两手交替换手，拔伸 3~5 次；最后术者用双拇指揉法自印堂穴向两侧沿眉弓至太阳穴，由额中线再至太阳穴，反复操作，并用揉擦法或提擦法在两侧发际处操作 1~2 分钟，点拿风池穴 1~2 分钟，点按百会穴 1 分钟，结束治疗。

第三章
自我调养颈椎病

俗话说，疾病三分治疗，七分调养。这足以说明自我调养在疾病治疗中的重要性。如何选择适合自己的调养手段，是广大颈椎病患者十分关心的问题。本章详细解答了颈椎病患者自我调养过程中经常遇到的问题，以便在正确治疗的同时，恰当选择调养手段，只有这样做，才能消除颈椎病引起的诸多身体不适，保证身体健康。

01 颈椎病患者如何选择合适的床铺?

咨询：我今年31岁，最近总感觉颈部僵硬、颈肩部疼痛，经检查被诊断为颈椎病，正在进行牵引治疗。听医生说选择合适的床铺、枕头和睡眠姿势对颈椎病患者来说相当重要，我想了解一些这方面的知识，请您给我讲一讲：颈椎病患者如何选择合适的床铺?

解答：为了保证颈椎病的顺利康复，颈椎病患者在日常生活中要做到生活有规律，使头颈部经常保持最优的力学平衡，其中选择合适的床铺、枕头和睡眠姿势相当重要。床铺的选择常与居住地区的气候、温度、湿度、个人生活习惯、经济条件等密切相关，从颈椎病的预防和治疗角度来看，如果床铺过于柔软，由于身体重量压迫床面变形，不仅增加了腰背部肌肉的张力，而且也导致头颈部相对升高，如同高枕睡眠对头颈部的影响一样，将导致局部肌肉韧带平衡失调，影响颈椎的生理曲线。

颈椎病患者对床铺的要求，是要有较好的透气性。能符合机体各部的生物力学要求，有利于保持颈椎、腰椎的正常生理曲线，维持脊柱的平衡状态。棕绷床、席梦思床垫、火炕、木板床以及气垫床、沙床、水床各具特点，颈椎病患者可根据自己的情况选择应用。

棕绷床透气性好，柔软、富有弹性，比较适合颈椎病患者使用，但随着使用时间的延长，棕绳逐渐松弛，弹性减弱，不再适宜颈椎病患者，因此，每隔 3~5 年就应重新更换棕绳，以增强弹性。席梦思床垫可根据机体各部位负荷的不同和机体的曲线特点，选用多种规格的弹簧进行合理排列，不仅可起到维持机体生理曲线的作用，还有很好的透气性，用之较为舒适，也较适合颈椎病患者使用。火炕是我国北方农村常用的床铺，炕烧热后，不仅可以抗寒冷，而且有热疗效果，对肌肉、关节的痉挛疼痛有放松和缓解作用，并可在一定程度上缓解颈肩部疼痛不适等症状。木板床使用较多，可维持脊柱的平衡状态，有利于颈椎病患者的康复，但其透气性稍差。气垫床、沙床、水床采用在床垫内通过气体、沙、水的流动而不断调整患者躯体负重点的方法，使之符合生物力学要求，保持颈椎、腰椎等的正常生理曲线，对颈椎病的康复有利，但其价格昂贵，一般较少应用。

02 颈椎病患者选择什么样的睡眠姿势较合适？

咨询：我今年 38 岁，患有颈椎病，正在服用药物治疗。听说睡眠姿势不当不仅是引发颈椎病的重要因素，也是影响颈椎病治疗和康复的重要一环，我想知道：颈椎病患者选择什么样的睡眠姿势较合适？

解答：人类三分之一的时间处于睡眠状态，不正确的睡眠姿势会引起许多头颈部疾病，正确的睡眠姿势可减少甚至避免颈椎病的发生。例如喜欢俯卧的人，因为要呼吸，不可能将鼻子闷在枕头上，只能扭着颈俯卧，这样就会将第1~第4颈椎扭伤，使颈轴侧弯；有的人带孩子睡，总爱面对孩子侧卧，这种特殊的强迫体位可引起脊柱侧弯，直接导致颈椎病；还有一种不易被人们注意到的不良姿势，就是枕头高度不合适和睡眠姿势不良，实践证明枕头过高或过低都会伤害颈椎的椎间韧带和关节囊，成为颈椎病的直接致病因素。

睡眠姿势不良不仅是引发颈椎病的重要因素，也是影响颈椎病治疗和康复的重要一环。如果夜晚睡眠体位得当，颈椎病患者次日症状可明显减轻，反之则加重，甚至会诱发新的症状。枕头高低是保持良好睡眠姿势的重要条件，正常人仰卧位枕高12厘米左右，约与个人拳头等高，侧卧与肩等高，颈椎病患者与正常人大致相同，椎体后缘增生明显者枕头可相应偏高些，黄韧带肥厚、钙化者枕头应偏低些。人的睡眠姿势一般是仰卧或侧卧，但也有人采用俯卧位，俯卧位时为了不影响呼吸，头部往往偏向一侧，这显然不利于保持颈部的平衡，不利于颈椎病的治疗和康复。颈椎病患者以选择仰卧位最佳，侧卧位则次之。仰卧位时，一般将头颈部置于枕头中间凹陷处，使枕头的支点位于颈后正中处，这样枕头的支点与颈背部弧度相适应，才能衬托颈曲，以保持正常的生理曲线状态。侧卧位时，仍应将颈部置于枕头中间凹陷处，使枕头的支点位于颈侧部的中央处，整个枕头的高度以肩部、颈侧部和头部都有舒适感受为佳。对于侧卧位睡姿者，宜经常改变侧卧的方向，若长期取一侧卧位，使颈椎侧弯，侧方受力失衡，不仅不利于颈椎病的治疗和康复，日久也会损害健康。

03 情绪对颈椎病有什么影响？

咨询：我今年40岁，平时就容易急躁发脾气，最近总感觉颈肩部酸沉疼痛不舒服，经检查被诊断为颈椎病。患病后我更是动不动就发脾气，医生说情绪波动会对颈椎病造成不良影响，劝我改一改，我不太相信。请问：情绪对颈椎病有什么影响？

解答：没错，情绪波动确实会对颈椎病造成不良影响。情绪是心理反应的重要表现形式，与疾病的形成有着密切的关系。良好的情绪对健康是有益的，人们如果能够经常保持乐观的情绪，免疫功能就会活跃旺盛，从而提高机体的抗病能力；不良情绪对机体健康有很大影响，常常造成免疫功能低下，容易使人患病或使病情加重，不利于疾病的治疗和康复。

不良的精神情绪可诱发颈椎病，颈椎病患者心情好时症状常减轻，心情不好时症状多加重，情绪的确与颈椎病的发生发展有着密切的关系。如果机体已经具备颈椎病的发病条件，如颈椎肥大、椎间孔狭窄、横突孔狭窄、颈脊髓外膜受压等，但还未获得发病机会，如果机体本身已经积累慢性劳损达到相当的程度，处于即将发病的前夕，只要机体有一定的抵抗力，仍然不会出现颈椎病的临床症状，但若此时由于意外事端致使情绪大幅波动，可导致免疫功能下降，失去了阻止发生疾病的能力，颈椎病就会发生。对于颈椎病患者来说，不良情绪往往是促发因素，它对人的免疫功能产生不利的影响，也不利于颈椎病的治疗和康复。

中医认为人有喜、怒、忧、思、悲、恐、惊七情。在正常情况下，七情是人对外界客观事物刺激的正常反应，但如果外界对情感方面的刺激超过了承受能力，情绪就会产生过分的反应，思伤脾、怒伤肝，影响心、肝、脾等的正常功能活动，脏腑功能受到影响，气血运行不畅，肌肉筋骨失去正常的温煦及濡养，从而引起生理功能失调，则颈椎病易于发生，并给颈椎病患者的治疗与康复带来不利的影响。因此，颈椎病患者保持良好的情绪是非常重要的。

04 什么是情志疗法？保持良好情绪的方法有哪些？

咨询：我患有颈椎病，最近总感觉颈肩部酸沉疼痛，听说情绪波动会对颈椎病造成不良影响，运用情志疗法，调整好心态，保持良好的情绪，有助于颈椎病的治疗和康复，特意向您咨询一下：**什么是情志疗法？保持良好情绪的方法有哪些？**

解答：所谓情志疗法，就是采取切实可行的手段，调整患者的心理状态，减轻乃至消除疾病带来的痛苦和心理障碍，改变不利于疾病康复的种种心理因素，使患者消除顾虑，保持健康的心态和良好的情绪，自觉主动地配合其他治疗，最大限度地促进病体的康复。需要说明的是，情志疗法只是一种辅助调养手段，应与药物治疗、饮食调养等调治方法配合应用，过分强调情志疗法的作用、单纯用情志疗法调治疾病是不可取的，也是错误的。

颈椎病患者保持良好的情绪是非常重要的。人们常说“治病先治神”“心病还需心药医”，马克思也曾说“一种良好的心情比十服良药更能够解除生理上的疲惫和痛楚”。精神情绪与颈椎病有着密切的关系，不良情绪不仅可诱发颈椎病，还影响着颈椎病的治疗和康复，同时颈椎病患者特别是患病时间较长者，易在日常生活工作中产生急躁情绪和不愉快的心理，因此，临床中应重视情绪对颈椎病的影响，努力使患者保持良好的情绪。

要保持良好的情绪，做到情绪稳定，首先要做到心胸开阔，凡事不斤斤计较，要宽厚为怀，以乐观的心情去观察事物；其次要培养广泛的兴趣，阅读、看电视、听音乐、从事体育活动，使生活充满乐趣；再次要主动与人交往，自觉审视自我，改正缺点，保持优点，经受住各种挫折和磨难，并把它们化作充实自己的养料，努力提高自己的思想境界和修养，尽可能保持健康愉快的心情。

颈椎病患者的心理状态是各不一样的，其情志调节的方法应因人而异，要采取切实可行的措施做好颈椎病患者的心理保健工作。音乐疗法、赏花疗法、幽默疗法、集邮疗法以及书画疗法等，对颈椎病患者消除不良情绪，保持稳定的心态和良好的情绪大有帮助，也是保持良好情绪的常用方法，读者不妨根据病情选择试用。

05 颈椎病患者日常生活中应注意什么?

咨询：我最近总感觉颈肩部酸沉疼痛，经检查被诊断为颈椎病，正在做牵引治疗。我知道疾病是三分治疗，七分调养，颈椎病除针对性的治疗外，日常生活中还应重视自我调养，但不清楚日常生活中应该怎样调养。请问：颈椎病患者日常生活中应注意什么?

解答：人们常说疾病三分治疗，七分调养，颈椎病更是如此。为了促进颈椎病顺利康复和预防颈椎病复发，颈椎病患者在日常生活中应注意以下几点。

（1）生活要有规律：每天按时睡觉，按时起床，养成良好的生活习惯，注意饮食营养，劳逸结合，增强体质，从根本上预防和治疗颈椎病。会计、写作、编校人员、电脑操作人员以及缝纫工人等低头工作者应注意减少久坐及连续工作的时间和强度，一般工作1小时后应休息10~15分钟，活动一下颈部，自我按摩颈部肌肉片刻，尽量避免颈部劳累。睡眠时要选择合适的卧姿，并经常改变卧姿。颈椎病患者要保持良好的生活习惯，做到生活有规律，使头颈部经常保持最优的力学平衡，尽量避免工作、生活中对颈部造成的慢性损伤，以促进颈部功能的恢复，保证颈椎病的顺利康复。

（2）坚持体育锻炼：体育锻炼对颈椎病的康复大有益处，

颈椎病患者要根据病情和具体条件，选择适宜的方式坚持体育锻炼，使全身的肌肉、骨骼得到充分的锻炼，增强颈部肌肉等软组织的耐受力、抗损伤能力，改善颈部的各种功能，不过需要注意的是，运动量要适当，并尽量避免久坐、久立、久行和久卧。

（3）注意颈部保暖：颈部感受风寒湿邪是颈椎病的常见原因之一，注意颈部保暖，避免颈部受风着凉，是防治颈椎病，促进颈椎病顺利康复的重要手段。颈椎病患者应时刻注意颈部保暖，避免受凉、受潮，尽量不在阴暗潮湿的环境久坐逗留，冬天外出时应围上围巾，劳动或运动出汗后不要用冷水冲洗，不要用电风扇直吹身体，室内空调温度不宜过低，冷库工人进入冷库时应穿好防寒防冻服装。

06 颈椎病患者的饮食调养原则是什么？

咨询： 我患有颈椎病，最近总感觉颈肩部酸沉疼痛不舒服。我知道饮食调养有助于颈椎病的治疗和康复，很想注意饮食调养，就是不清楚如何是好，听说颈椎病患者的饮食调养有一定原则，想了解一下。请您告诉我：颈椎病患者的饮食调养原则是什么？

解答： 的确，饮食调养有助于颈椎病的治疗和康复，颈椎病患者的饮食调养是有其原则的。现将颈椎病患者的饮食调养原则简单介绍如下，供您参考。

（1）重视补肝肾治根本：颈椎病的饮食调养应立足于治本，中医认为肾主骨、藏精，肝主筋、藏血，精血互生，肝肾同源，肾之精气充盈，才免于骨质疏松、退化，肝血充足，肌腱才能强壮有力。因此颈椎病的康复要从补肝肾、治根本入手，补益肝肾兼顾养血活血、扶正祛邪。可供选用配餐的天然食物、天然药物很多，如狗肉、羊肉、小麦、芹菜、枸杞子、龙眼肉、菟丝子等。根据西医学的观点，要注意在饮食调养中配用清淡而富含蛋白质、维生素和微量元素的食物，特别要重视协调补充对钙吸收有特殊作用的维生素 D 以及微量元素锌、碘、磷，以促进机体骨组织的正常新陈代谢。

（2）合理搭配对症进食：饮食要合理搭配，不可单一偏食，通过饮食取得营养，才能有利于颈椎病的康复和维持身体健康。合理饮食，应根据食物的不同性质，加以合理平衡的安排，这就是人们所说的营养学原则。食物一般分为两大类，一类是热力食物，主要是提供热能，如米、面，另一类食物主要起更新作用，可以调节生理功能，也称为保护性食物，就是人们常说的副食。主、副食物要合理搭配，并做到对症进食。

在主食中，主粮所含的营养是不同的，粗粮、细粮要同时吃，不可单一偏食。以赖氨酸为例，小米和面粉中含量较少，而甘薯和马铃薯中则较多；粗粮含有较丰富的硫胺素、核黄素、烟酸，而精米、精面中则较少。以粗细、干稀、主副搭配而成的饮食，其营养丰富全面，可满足机体的需要，促进疾病康复。

对症进食是饮食调养的关键所在。要在中医理论的指导下，根据颈椎病的性质辨证用膳，即在辨证的基础上立法、配方、制膳，以满足不同的要求；根据西医学原理提供营养，合理用膳。如颈椎病中医辨证属血虚气滞者，应多进食鲤鱼、黑豆、羊肉等食物；属于寒湿阻滞经络者，应多吃狗肉、大葱、羊肉等；属于湿热阻滞经络者，则应多吃些葛根、丝瓜等清热解肌通络之品；由于椎体增生、骨质退化疏松等原因引起的颈椎病，还应多吃些黑豆、黄豆、猪尾骨等补肾益精，富含钙、磷的食物；对于合并有绝经期综合征的女性患者，在饮食调养中还应兼顾妇女养护的需要，配制适宜的药膳菜肴。

（3）饮食有度防止偏食：饮食要有规律，有节制，美味佳肴固然于身体有益，但不一定无害，有益的东西食用过量同样会对机体造成危害。饮食有度还要做到不要饥饱失常，以免诱发其他疾病。要注意护卫脾胃功能，餐饮要有规律，切实做到定时定量，尽量避免食用辛辣、生冷、坚硬、肥腻之物，防止伤及脾胃。

食物具有不同的性味，如果饮食过寒过热，食之过量，甚至偏食，则也易伤脾胃，会使阴阳平衡失调而致脏腑受损，久而久之，或化热、化火，或寒从中生，酿成疾病。所以，食疗时也要讲究疗程，不宜单纯地食用同一种食物，要防止食疗过程中的偏食。

饮食治疗调养既不同于单纯的食物，又不同于治病的药物，故在应用过程中要根据病情全面考虑，通常宜与其他治疗方法配合应用，切不可一味地夸大食疗的作用而延误病情。

07 有益于颈椎病患者常吃的食物有哪些？

咨询：我近段时间总感觉颈肩部僵硬、疼痛，经检查被诊断为颈椎病，正在服药治疗。我知道颈椎病患者应注意饮食调养，也清楚有些食物适当多吃对颈椎病的治疗康复有利，而有些食物则应尽量少吃。我要问的是：**有益于颈椎病患者常吃的食物有哪些？**

解答：没错，有些食物适当多吃对颈椎病的治疗康复有利，而有些食物则不利于颈椎病的治疗和康复，应尽量少吃。下面选取几种日常生活中有益于颈椎病患者常吃的食物，逐一简要介绍，希望对您有所帮助。

（1）鳝鱼：鳝鱼为鳝科动物黄鳝的肉，我国各地均产。其味甘，性温，具有补虚损、除风湿、强筋骨等作用。适宜于体虚乏力、风寒湿痹、筋骨软弱无力等患者食用，也是颈椎病患者不可多得的保健食品。

鳝鱼乃补虚强筋壮骨的上品，对多种慢性疾病有康复作用，现常以枸杞炒鳝段治疗脑卒中后遗症及颈椎病之颈肩酸痛等。营养分析表明，鳝鱼含有蛋白质、脂肪、钙、铁、磷、维生素 B_1、维生素 A 等成分，具有较高的营养价值。

（2）牛筋：牛筋为牛科动物黄牛或水牛的蹄筋。其味甘，性平，具有补肝强筋、补血之功效。适用于筋骨软弱、肢体乏力等，是颈椎病患者的优质食品。

颈椎病形成的根本原因在于肝肾不足、筋脉失养，牛筋具有补肝强筋、补血之功效，所以多食牛筋对颈椎病的康复是很有益处的。现代研究表明，牛筋含有蛋白质、脂肪、维生素 B_1、维生素 B_2、铁、钙等，其营养较为丰富，常食对减轻中老年人腰酸腿痛、颈项强痛等症状有一定帮助。

（3）鸽肉：鸽肉为鸠鸽科动物原鸽、家鸽、岩鸽的肉。其味甘、咸，性平，具有滋肾补气、祛风解毒、补虚通经之功效。适用于肝肾阴虚所致的消渴多饮、气虚羸瘦、气短乏力、肢体疼痛等，肝肾阴虚型颈椎病患者多食可缓解头晕、上肢麻木、颈肩酸沉疼痛等症状。

鸽肉有高蛋白、低脂肪、低胆固醇的特点，乃营养佳品，所以有“一鸽胜九鸡”之说。鸽肉的蛋白质含量为 24.4%，比鸡肉高 1.1%，但脂肪的含量只有 0.73%，远比鸡肉、猪瘦肉低，是肉类食品中真正的高蛋白低脂肪食品，鸽肉中还含有维生素 A、维生素 B_1、维生素 B_2、维生素 E 及多种微量元素，适用于多种慢性病患者保健食用。

（4）黄豆：黄豆为豆科植物大豆的黄色种子，乃“豆中之王”。其味甘，性平，具有益气养血、健脾宽中、润燥利水、活血解毒、消肿止痛等作用。

黄豆的营养成分比较全面，具有很高的营养价值。除含有丰富的蛋白质和脂肪外，还含有丰富的卵磷脂和维生素 B_1、维生素 B_2、维生素 E、维生素 A、叶酸、烟酸、大豆黄酮苷、钙、铁、磷等。黄豆中的蛋白质含量高达 35%~40%，而且氨基酸的种类较全，所含人体必需氨基酸的比例与人体的需要相接近，其蛋白质的质量不亚于动物蛋白，所以有“植物肉”“绿色牛乳”

的美誉。黄豆的脂肪含量为 15%~20%，以不饱和脂肪酸居多，所以被营养学家推荐为防治冠心病、高血压、动脉粥样硬化等疾病的理想食品。由于黄豆具有益气养血、健脾利水、活血的作用，能改善微循环，经常食用可改善痰瘀阻络型、气血不足型及血虚络阻型颈椎病患者的症状，对颈型颈椎病、椎动脉型颈椎病的康复大有益处，所以也是颈椎病患者的优质食品。

由于黄豆中含有一种胰蛋白酶抑制素，会影响人体内胰蛋白酶的消化作用，所以整粒黄豆难以消化，经过加工后的豆制品破坏了这种物质，就比较容易消化了，因此，食用黄豆应以豆制品为主。以黄豆做原料可加工制成上百种豆制品，常食用的有豆腐、豆浆、豆芽、豆腐干、腐竹等。

（5）荞麦：荞麦又称玉麦、三角麦、乌麦，是五谷杂粮中的一种粗粮。其味甘，性凉，具有开胃宽肠、下气消积、清热解毒、除湿祛风等作用。颈椎病患者多吃荞麦可减轻颈部不适、疼痛以及头晕、上肢麻木等症状。

荞麦中含有 7%~13% 的蛋白质，比大米、白面含量略高，且其必需氨基酸的含量，如赖氨酸比大米、面粉丰富，根据日本科学家的研究，小麦面中蛋白质的生物价为 59，大米为 70，而荞麦面则为 80。荞麦中含有 2%~3% 的脂肪，其中对机体有益的油酸、亚油酸含量最多，具有较好的调节血脂的作用。荞麦中的微量元素和维生素等营养物质也是出类拔萃的。有资料显示，荞麦面含有的维生素 B_1、维生素 B_2 比小麦面粉多 2 倍，比烟酸多 3~4 倍。与众不同的是，荞麦还含有“芦丁”这种成分，可调节血脂，对于高脂血症及因此而导致的心脑血管疾病具有预防保健作用。由于荞麦具有较高的营养价值，对多种疾病具有预防保健作用，所以是人们所推崇的高营养保健食品，颈椎病患者宜多食之。

（6）玉米：玉米又称苞谷、苞米、棒子、玉蜀黍，是乔本科植物玉蜀黍的成熟果实。其味甘，性平，具有降糖调脂、健脾益胃、通便利尿、益肺宁心、清湿热、利肝胆、抗动脉硬化等功效。

现代研究表明，每 100 克玉米含蛋白质 8.5 克，脂肪 4.3 克，淀粉 72.2 克，还含有较丰富的维生素 B_1、维生素 B_2、维生素 B_6、维生素 E、胡萝卜素、纤维素，以及钙、磷、铁、硒等。玉米所含的脂肪主要是不饱和脂肪酸，其中 50% 为亚油酸，亚油酸可抑制胆固醇的吸收。玉米油中维生素 E 较多，维生素 E 是一种良好的药物，长期食用可降低血中胆固醇，软化血管。玉米虽然在我国的一些地区和西方发达国家曾一度在餐桌上被排除，但目前却又备受青睐，并已成为一种热门的保健食品。颈椎病患者经常食用玉米可改善颈部血管的功能，改善微循环，减轻头晕、颈部不适等症状，对中医辨证属痰瘀阻络型者尤为适宜，宜常吃多吃。

应当注意的是，玉米中缺少一些人体必需的氨基酸，如色氨酸、赖氨酸等，单食玉米易致营养失衡，所以应注意与豆类、大米、小麦面等混合食用，以提高其营养价值。

（7）茄子：茄子又名昆仑瓜、落苏，是茄科植物茄的果实，按形状不同可分为圆茄、灯泡茄和线茄 3 种类型。其味甘，性寒，具有清热解毒、活血散瘀、消肿止痛、宽肠利气之功效，是人们常吃的蔬菜之一。适宜高血压、颈肩腰腿痛、动脉硬化、卒中后遗症、类风湿关节炎等多种疾病患者食用，也是风邪入络型、痰瘀阻络型和血虚络阻型颈椎病患者的保健食品。

茄子含有蛋白质、脂肪、钙、磷、铁和多种维生素。茄子中维生素P的含量远远高于一般蔬菜和水果，维生素P又称芦丁，具有降低血压，增强血管弹性，降低毛细血管脆性，防止血管破裂出血，提高血管修复能力，以及降低血液中胆固醇浓度、抗衰老等作用。茄子中维生素E的含量也较高，对防止动脉粥样硬化，延缓人体细胞衰老，改善脑细胞功能也大有好处。茄子的吃法很多，拌茄泥、炒茄丝、晒茄干做汤、煎盐渍茄块等均可，由于茄子中含有一种带涩味的生物碱，所以茄子应炒熟食用而不宜生吃。

（8）大葱：大葱又称葱、青葱、四季葱，是人们常用的佐食调味佳品。其味辛，性温，具有祛风解表、通阳发汗、宣肺健脾、散瘀血、利五脏、解毒消肿等作用。适宜风寒感冒头痛、颈背酸痛、二便不利、阴寒腹痛等患者食用，经常食用大葱对缓解颈椎病之颈项肩背酸沉疼痛大有益处。

大葱含有多种营养成分，其中胡萝卜素的含量较为丰富，其次是维生素C，此外还有蛋白质、脂肪、糖类、钙、磷、铁等，大葱含有的前列腺素A_1是类似激素的物质，有一定的降压作用，而且大葱富含的钾和钙有利于降压，对心脑血管疾病也有一定疗效，大葱还有增强纤维蛋白溶解活性和调节血脂的作用，能消除凝血块，避免发生血栓，起活血化瘀作用。经常吃大葱的人，胆固醇不易在血管壁上沉积，患动脉粥样硬化、冠心病的机会比一般人要少得多，所以说大葱不仅是食用佳品，也是治病的良药，中药汤剂常用大葱为药引，就是这个道理。

（9）松子：松子又名松子仁、海松子、新罗松子，为松科植物红松的种子。其味甘，性温，具有滋阴润肺、滑肠通便之功效，是头晕目眩、燥咳便秘、关节痛患者常用的疗效食品，肝肾阴虚型颈椎病患者食之能减轻头晕耳鸣、颈部僵硬沉麻疼痛等症状。

现代研究表明，松子具有较高的营养和药用价值。据测定，每100克松子仁中含蛋白质16.7克，脂肪63.5克，糖类9.8克，还含有丰富的钙、磷、铁等。松子中的脂肪成分为亚油酸、亚麻酸等不饱和脂肪酸，有软化血管和防治动脉粥样硬化的作用；松子中含磷较为丰富，对人的大脑神经有益；松子有润肠通便作用，老年人体虚便秘常食松子有较好的治疗效果。同时常食松子能降低胆固醇、强健四肢关节，对脑血栓、冠心病、风湿性关节炎、颈椎病、肩周炎、神经衰弱等多种疾病均有一定的辅助治疗作用。

（10）海参：海参为刺参科动物刺参或其他种类海参的全体。海参的种类较多，全世界有数十种，我国就有20多种，其中梅花参和刺参是世界上最名贵的海参。海参不仅是美味菜肴，而且是滋补品，素有“海中人参”之称。《五杂俎》记载“其性温补，足敌人参，故名海参”。海参味甘、微咸，性温，具有补肾益精、养血润燥、补虚损、理腰腿、利二便之功效。适宜精血亏损、身体虚弱、消瘦乏力、颈肩腰腿痛、阳痿遗精、小便频数、肠燥便秘等患者食用，肝肾阴虚型、肾虚筋萎型以及心肝火旺型颈椎病患者宜常食之。

海参具有较高的营养和药用价值，它含有蛋白质、糖类、人体多种必需氨基酸及微量元素等，属高蛋白、低脂肪的营养食品。海参所含的明胶比鱼类多，并含有大量的黏蛋白，其中包括硫酸软骨素成分。近年来的研究表明，硫酸软骨素的减少与肌肉的衰老现象有关，食用海参有助于机体保持活力。海参富含钒，钒是人体必需的微量元素之一，参与脂肪代谢，能调节血脂，对防治心脑血管疾病有益。海参是年老体弱、病后体虚之补养品，很适宜精血亏损、身体虚弱、头晕耳鸣、颈肩腰腿痛、消瘦乏力、阳痿遗精、小便频数、肠燥便秘等患者食用，是颈椎病患者的食疗佳品。

（11）食醋：食醋是以米、麦、高粱等食物为原料酿制而成的酸味液体，是人们日常生活中不可缺少的调味品。其味酸、苦，性温，具有活血散瘀、开胃消食、养肝止痛、止血、消肿散结、解毒杀虫等功效。适宜产后血晕、黄疸、大便下血、肝炎、胆道蛔虫病、高血压、脑血栓等患者食用，风邪入络型、寒湿痹阻型以及痰瘀阻络型颈椎病患者宜常食之。

食醋的主要成分是醋酸，此外还含有少量的乳酸、苹果酸、柠檬酸、琥珀酸等有机酸。醋的用途很广，有人说醋是营养的“强化剂”，在烹调菜肴时加点醋，可以使食物中的水溶性维生素的化学结构稳定，不易因烹煮而破坏，从而保护了食物中的营养成分。烧排骨时放些醋，可使肉烂骨酥，其中钙、磷也易溶留在汤里，被机体吸收。醋除了在调味上有很高的食用价值和促进吸收外，还有很好的防病治病作用，对防治高血压、动脉粥样硬化、冠心病、脑血栓、类风湿关节炎等多种慢性病均有益处，是中老年人常用的保健食品和调味品。临床实践表明，食用醋泡花生或醋蛋防治动脉粥样硬化、脑血栓、高血压等疾病，确有疗效。

（12）核桃仁：核桃仁又名胡桃仁，是胡桃科植物胡桃的成熟果实，它含有丰富的营养素，是世界四大干果之一。其味甘，性温，具有补肾固精、温肺定喘、健脑益智、安神助眠、润肠通便之功效，是人们常用的保健食品。适宜肾虚喘咳、腰痛脚软、颈酸肢麻、阳痿遗精、大便燥结等患者食用，也是肾虚筋萎型、肝肾不足型颈椎病患者的食疗佳品。

现代研究表明，核桃仁含有蛋白质、脂肪、糖类、维生素A、维生素E及钙、磷、铁、锌、铬、锰等营养成分。其中脂肪酸含量特别高，且主要成分是亚油酸，不仅能给机体提供营养，有助于提高人血白蛋白，同时能降低胆固醇，防止动脉粥样硬化。核桃所含的锌、铬、锰等微量元素在降血压、降血糖和保护心脑血管方面具有重要作用。另外，核桃可给大脑提供充足的营养素，常食之有改善脑细胞功能、健脑益智、安神助眠的作用。我国民间常用核桃仁配上黑芝麻、桑叶捣泥为丸，以治疗失眠、眩晕、健忘、便秘等。常吃核桃仁对防治动脉粥样硬化、高血压、失眠、便秘、冠心病、中风及其后遗症、阿尔茨海默病、颈椎病、肩周炎等多种慢性病都有益处，核桃是中老年人的优质食品，故有人把它称作“长寿果”。

08 适合颈椎病患者服食的药粥有哪些？

咨询：我今年54岁，最近总感觉颈肩部疼痛不舒服，经检查被诊断为颈椎病，正在进行牵引治疗。听说经常喝些药粥有助于颈椎病的治疗和康复，正好我喜欢喝粥，准备用药粥调养一段时间。请问：适合颈椎病患者服食的药粥有哪些？

解答：喜欢喝粥是个好习惯，适宜于颈椎病患者服食的药粥有很多，下面给您介绍一些简单易行者，供您选用。

（1）桃仁粥

原料：桃仁 12 克，大米 100 克，冰糖适量。

制作：先将桃仁洗净捣烂如泥，之后与淘洗干净的大米一同放入锅中，再加入适量清水，武火煮沸后，改用文火煮粥，待粥煮成后，放入冰糖充分搅拌，使其完全溶化即可。

用法：每日 2 次，早晚服食。

功效：益气活血通络。

适应证：气滞血瘀型、气血虚弱型颈椎病。

（2）三七粥

原料：三七粉 9 克，大米 100 克，白糖适量。

制作：先将大米淘洗干净，放入锅中，加入清水适量，文火煮粥，煮至米烂汤稠时，调入三七粉及白糖，再稍煮片刻即可。

用法：每日 2 次，分早晚温热服食。

功效：活血化瘀止痛。

适应证：气滞血瘀型、太阳督脉型颈椎病。

（3）葛根红枣粥

原料：葛根 20 克，红枣 10 枚，大米 100 克。

制作：将葛根洗净，切成碎粒，与淘洗干净的大米、红枣一同放入锅中，加入清水适量，武火煮沸后，改用文火慢煮至米熟粥成即可。

用法：每日 2 次，分早晚温热服食。

功效：补气养血，解肌通络。

适应证：气血两虚型、风寒湿痹型以及太阳督脉型颈椎病。

（4）豆豉羌活粥

原料：豆豉 10 克，羌活 12 克，大米 100 克，红糖适量。

制作：先将洗净的豆豉、羌活放入砂锅中，水煎去渣取汁，之后把药汁与大米一同用文火煮粥，待粥熟时加入红糖，再煮沸即可。

用法：每日1~2次，温热服食。

功效：祛风通络止痛。

适应证：风寒湿痹型、太阳督脉型颈椎病。

（5）川芎山楂粥

原料：川芎10克，生山楂30克，大米100克，冰糖适量。

制作：先将川芎、生山楂洗净，放入锅中，加入清水适量，水煎，去渣取汁，之后把药汁与大米一同煮粥，待粥熟时加入冰糖，调匀即成。

用法：每日2次，早晚服食。

功效：活血化瘀，通络止痛。

适应证：气滞血瘀型颈椎病。

（6）梨花葛根粥

原料：鸭梨250克，花生米50克，葛根20克，大米100克，冰糖适量。

制作：先将鸭梨去皮、核，切碎；花生米洗后研碎；大米淘洗干净。葛根放入砂锅中，水煎去渣取汁，之后把药汁、大米、花生米、鸭梨一同放入锅中，注入清水适量，文火煮粥，待粥煮成后，放入冰糖充分搅拌，使其完全溶化即可。

用法：每日2次，早晚服食。

功效：祛风解肌，化痰通络。

适应证：风邪入络型、痰瘀阻滞型颈椎病。

（7）枸杞羊肾粥

原料：枸杞子30克，羊肾1个，羊肉50克，大米70克，葱丝、五香粉、食盐各适量。

制作：将羊肾、羊肉洗净切片，与枸杞子、葱丝、五香粉、食盐一同放入锅中，加清水适量，先炖煮 30 分钟左右，再将淘洗干净的大米放入锅中，煮至肉烂米熟粥成即可。

用法：作早餐食用。

功效：益气，补虚，强肾，通络。

适应证：气血虚弱型、血虚络阻型、肾虚筋萎型颈椎病。

（8）杞子莲子粥

原料：枸杞子 15 克，莲子 50 克，大米 75 克，冰糖适量。

制作：将莲子用温水浸泡，剥去皮，枸杞子、大米淘洗干净。之后将莲子、枸杞子、大米一同放入锅中，加清水适量，武火煮沸后，改用文火慢煮，待米熟粥成后，加入冰糖充分搅拌，使其完全溶化即成。

用法：每日 2 次，早晚温热服食。

功效：滋补肝肾，益气养血。

适应证：气血虚弱型、肝肾不足型、肾虚筋萎型颈椎病。

（9）灵仙双仁粥

原料：威灵仙 15 克，薏苡仁 30 克，桃仁（去皮尖）9 克，大米 75 克，白糖适量。

制作：将威灵仙水煎去渣取汁，之后把药汁与淘洗干净的薏苡仁、桃仁、大米一同放入锅中，加入清水适量，同煮为稀粥，待米熟粥成，调入白糖即成。

用法：每日 2 次，早晚服食。

功效：祛风除湿，活血止痛。

适应证：颈椎病以颈项部僵硬强痛为突出表现者。

（10）葛根薤白参蛋粥

原料：葛根 30 克，薤白 12 克，党参 15 克，鸡蛋（去黄）

1个，小米50克。

制作：先将葛根、党参洗净切碎，放入砂锅中，加入清水适量，文火煎汤，然后放入小米煮粥，待粥将成时放入鸡蛋、薤白，继续煮至米熟粥成即可。

用法：每日2次，早晚服食。

功效：益气通阳，化痰祛风。

适应证：痰瘀阻络型颈椎病。

09 适合颈椎病患者服食的菜肴有哪些?

咨询： 我患有颈椎病，正在服药治疗，自从患病后每日的饮食都十分小心，生怕饮食不当会对疾病的治疗康复不利。我从报纸上看到可以用菜肴类食疗方调养颈椎病，准备试一试，但不知道具体配方。我要咨询的是：适合颈椎病患者服食的菜肴有哪些?

解答： 适宜于颈椎病患者服食的菜肴有很多，下面给您介绍几则常用者，供您选用，希望对您调剂饮食和调养颈椎病有所帮助。

（1）山楂肉丁

原料：山楂75克，猪后腿瘦肉250克，酱油、植物油、白糖、料酒、食盐、葱丝、生姜丝、淀粉各适量。

制作：将猪肉洗净切成小方块，刀背轻拍，拌料酒、食盐、湿淀粉，撒上干淀粉备用。将油锅烧至六成热，先爆香葱丝、生姜丝，再将猪肉逐块炸一下，捞起沥油。再次将猪肉丁略炸捞起，待油八成热时，再炸至脆。山楂去核，加少许水煮烂，压泥，倒入余油中翻炒，加酱油、白糖，熬成稠厚状，倾入肉丁，翻炒均匀即可。

用法：佐餐食用。

功效：益气活血，化瘀通络。

适应证：气滞血瘀型、气血虚弱型颈椎病。

（2）桃仁鸡丁

原料：桃仁 10 克，鸡肉 200 克，食盐、料酒、植物油、葱丝、生姜丝、味精、淀粉、酱油各适量。

制作：将桃仁入油锅炸至微黄，捞出备用，鸡肉洗净切成小丁状，将鸡肉、桃仁放入锅中翻炒片刻，再加料酒、清水、食盐、酱油，炒至鸡丁肉熟时，倒入葱丝、生姜丝再翻炒片刻，调入水淀粉、味精等，勾芡即成。

用法：佐餐食用。

功效：补血活血。

适应证：气滞血瘀型、血虚络阻型颈椎病。

（3）黄芪炖鳝鱼

原料：黄芪 50 克，鳝鱼肉 150 克，葱段、生姜片、植物油、食盐、酱油、食醋各适量。

制作：先将黄芪洗净，鳝鱼肉洗净、切块。之后将鳝鱼块放入油锅中先翻炒片刻，再加葱段、生姜片、酱油、食盐、黄芪及适量清水，炖至鳝鱼肉熟烂汤成，用食醋调味即可。

用法：饮汤食肉。

功效：益气养血，活血通络。

适应证：气血虚弱型、血虚络阻型颈椎病。

（4）辣椒炖土鸡

原料：尖辣椒30克，羌活15克，土鸡肉500克，葱段、生姜片、料酒、酱油、白糖、食盐、胡椒粉各适量。

制作：将尖辣椒洗净切碎，土鸡肉洗净切成小块，把辣椒、鸡肉块一同放入锅中，加入葱段、羌活、生姜片、料酒、白糖、酱油、胡椒粉及适量清水，武火煮沸后，改用文火将鸡肉炖至八成熟，再放入食盐，继续炖至鸡肉熟烂即成。

用法：佐餐食用。

功效：祛风散寒，养血通络。

适应证：太阳督脉型、风寒湿痹型颈椎病。

（5）天麻炖猪脑

原料：天麻10克，猪脑1个，食盐适量。

制作：将天麻洗净，浸软切片，与猪脑一同放入锅中，加入清水适量，武火煮沸后，改用文火慢炖40分钟，用食盐调味即可。

用法：食猪脑并饮汤。

功效：祛风止痛，滋养通脉。

适应证：血虚络阻型、风邪入络型颈椎病。

（6）鲤鱼山楂蛋

原料：鲤鱼1条（约500克），山楂片30克，鸡蛋1个，面粉、料酒、葱段、生姜片、食盐、植物油、白糖各适量。

制作：将鲤鱼去鳞、鳃及内脏，洗净切块，加入料酒、食盐渍15分钟。将面粉中加入适量清水和白糖，打入鸡蛋搅拌成糊。然后把鱼块放入面糊中浸透，取出后蘸上干面粉，再下入爆过生姜片的热油锅中翻炸3分钟捞起。山楂片加入少量清水，上火煮溶，入调料及少量干面粉，制成芡汁，倒入炸好的鱼块，煮 15 分钟，撒上葱段即成。

用法：佐餐食用。

功效：补气养血，活血化瘀。

适应证：气血虚弱型、气滞血瘀型、血虚络阻型颈椎病。

（7）党参蒸鳝鱼

原料：鳝鱼 1 条（约 500 克），党参 12 克，当归 9 克，熟火腿 100 克，清鸡汤、葱丝、生姜丝、胡椒粉、料酒、食盐、味精各适量。

制作：将党参、当归洗净浸润后，切片备用。将鳝鱼剖杀除去内脏，用清水洗去血污，再用开水稍烫一下捞出，刮去黏液，剁去头尾，并把鳝鱼肉剁成小段。锅中注入适量清水，放入一半的葱丝、生姜丝、料酒，烧沸后，把鳝鱼段入锅内烫一下捞出，装入汤盆中，再放入切成片状的火腿以及党参、当归、葱丝、生姜丝、胡椒粉、料酒、食盐，灌入清鸡汤，盖好盖，上笼蒸约 1 小时，加味精调味即成。

用法：佐餐食用。

功效：补气养血，强健筋骨，活血通络。

适应证：颈椎病，对气血虚弱型、血虚络阻型患者尤为适宜。

（8）桑枝五加皮炖兔肉

原料：老桑枝 60 克，五加皮 30 克，兔肉 250 克，生姜片、食盐各适量。

制作：将兔肉洗净，切成小块。之后与洗净切碎的老桑枝、五加皮一同放入砂锅中，加入适量清水，武火煮沸后，改用文火慢炖，至兔肉熟烂，入生姜片和食盐，再稍煮片刻即成。

用法：吃肉，喝汤。

功效：益气补血，通络除痹。

适应证：颈椎病以颈项部僵硬沉痛为主要表现者。

（9）桑枝葛根炖鸡肉

原料：老桑枝、葛根各 60 克，绿豆 30 克，鸡肉 250 克，生姜丝、食盐各适量。

制作：将鸡肉洗净，切成小块，与洗净切碎的老桑枝、葛根及淘洗干净的绿豆一同放入砂锅中，加入适量清水，武火煮沸后，改用文火慢炖，至鸡肉熟烂，入生姜丝和食盐，再稍煮片刻即成。

用法：吃肉，喝汤。

功效：补血活血，通络除痹。

适应证：太阳督脉型、风寒湿痹型颈椎病。

（10）生地杜仲炖鹌鹑

原料：生地黄、杜仲各 20 克，川芎、桑枝各 10 克，鹌鹑 1 只，食盐适量。

制作：将鹌鹑宰杀，去毛杂洗净，与生地黄、杜仲、川芎、桑枝一同放入砂锅中，加入适量清水，武火煮沸后，改用文火炖 1~2 小时，至鹌鹑肉熟烂时，入食盐调味即可。

用法：每日 1 剂，吃肉，喝汤。

功效：养血活血，补益肝肾。

适应证：气血虚弱型、肝肾亏虚型颈椎病。

10 适合颈椎病患者服食的汤羹有哪些？

咨询：我最近总感觉颈肩部疼痛，颈后伸及向右侧活动时疼痛加重，经检查被诊断为颈椎病。听说有些汤羹味道鲜美，具有食疗作用，很适合颈椎病患者食用，我平时就喜欢喝些汤或羹，请您告诉我：适合颈椎病患者服食的汤羹有哪些？

解答：确实有些汤羹，味道鲜美，并且具有食疗作用，很适合颈椎病患者食用，下面介绍一些，供您参考。

（1）桑枝鸡汤

原料：老桑枝 60 克，老母鸡 1 只，食盐少许。

制作：将桑枝洗净，切成小段；老母鸡宰杀，去毛杂及内脏，洗净切块。之后把桑枝段、鸡肉块一同放入砂锅中，加入适量清水，文火炖至鸡肉熟烂汤浓，加食盐调味即可。

用法：饮汤食肉。

功效：祛风湿，通经络，补气血。

适应证：太阳督脉型、风寒湿痹型颈椎病。

（2）杞子甲鱼汤

原料：枸杞子 15 克，甲鱼 200 克，葱段、生姜片、食盐、味精、酱油各适量。

制作：将甲鱼洗净切块，枸杞子洗净之后与甲鱼一同放入锅中，加入清水、酱油各适量，武火煮沸后，改用文火慢炖，至甲鱼八成熟时，放入葱段、生姜片、食盐，继续炖至甲鱼肉熟烂，用味精调味即成。

用法：食肉饮汤。

功效：补益肝肾，养筋活血。

适应证：肝肾不足型、肾虚筋萎型颈椎病。

（3）牛筋当归汤

原料：牛蹄筋100克，当归12克，葱段、生姜片、食盐、味精各适量。

制作：将牛蹄筋剔除杂肉、洗净，与当归一同放入砂锅中，摆上葱段、生姜片，注入清水适量，武火煮沸后，改用文火慢炖，待蹄筋熟烂后，加入食盐、味精调味即可。

用法：每日2次，食筋饮汤。

功效：养血活血，补肝强筋。

适应证：气血虚弱型、肝肾不足型颈椎病。

（4）萝卜排骨汤

原料：白萝卜250克，猪排骨500克，葱段、生姜片、食盐、酱油、食醋、植物油、味精各适量。

制作：将白萝卜、猪排骨分别洗净，切成小块，之后一同放入锅中，加入清水适量，武火煮沸后，再放入葱段、生姜片、食盐、酱油、食醋、植物油，改用文火继续煨煮，至骨头酥烂汤稠后，调入味精即可。

用法：佐餐当汤饮用。

功效：滋阴降火，补肾强筋壮骨。

适应证：肝肾不足型、心肝火旺型颈椎病。

（5）全蝎母鸡汤

原料：活蝎子 9 克，红花 12 克，母鸡肉 200 克，生姜片、食盐各适量。

制作：将蝎子用沸水烫死，与红花及洗净切成小块状的母鸡肉一同放入砂锅中，加入适量清水，武火煮沸后，收入生姜片和食盐，改用文火煮 1~2 小时，至鸡肉熟烂即可。

用法：吃肉，喝汤，隔日 1 次。

功效：健脾益气，息风活血，通络除痹。

适应证：痰瘀阻络型颈椎病。

（6）杞子排骨汤

原料：枸杞子 50 克，猪排骨 500 克，植物油、食盐、味精各适量。

制作：将猪排骨洗净剁碎，枸杞子洗净，之后一同放入锅中，加入清水适量，武火煮沸后，改用文火继续煨煮，至骨头酥烂汤渐稠后，放入植物油、食盐，再稍煮片刻，用味精调味即可。

用法：佐餐当汤饮用。

功效：补肾益精，强筋壮骨。

适应证：气血虚弱型、肝肾不足型颈椎病。

（7）独活黑豆汤

原料：独活 15 克，黑豆 50 克。

制作：将独活、黑豆分别淘洗干净，之后一同放入锅中，加入清水约 1500 毫升，煎煮至 400~500 毫升，去渣即成。

用法：每日 2 次，分早晚温服。

功效：祛风止痛，通经活络。

适应证：太阳督脉型、风寒湿痹型、肝肾不足型颈椎病。

（8）杜仲甲鱼汤

原料：杜仲15克，甲鱼1只（约250克），植物油、食盐、味精各适量。

制作：将甲鱼宰杀，去内脏及表皮，洗净，之后与杜仲一同放入锅中，加入清水适量，用文火慢炖至甲鱼熟烂，放入植物油、食盐，再稍炖片刻，用味精调味即成。

用法：食肉饮汤。

功效：补益肝肾，滋阴养血。

适应证：肝肾不足型、气血虚弱型颈椎病。

（9）鹌鹑杜仲汤

原料：鹌鹑3只，杜仲15克，生姜3片，大枣8枚，食盐、酱油、味精各适量。

制作：将鹌鹑宰杀，去毛及内脏等，洗净，之后与杜仲、生姜、大枣一同放入锅中，加入清水适量，武火煮沸后，再放入食盐、酱油，改用文火慢炖，待鹌鹑熟烂汤成，用味精调味即可。

用法：佐餐食用。

功效：补益肝肾，强筋壮骨，祛风通络。

适应证：肝肾不足型颈椎病。

（10）鸡血藤豆芽汤

原料：鸡血藤、木瓜各20克，黄豆芽250克，猪油、食盐各适量。

制作：将鸡血藤、木瓜水煎，去渣取汁，之后将药汁中加入黄豆芽及猪油同煮汤，至黄豆芽熟时，加入食盐调味即可。

用法：吃豆芽并饮汤，每日1剂。

功效：清热除湿，活血通络。

适应证：痰瘀阻络型、风湿热痹型颈椎病。

11 适合颈椎病患者饮用的药茶有哪些？

咨询： 我今年53岁，最近总感觉颈肩部疼痛不舒服，经检查被诊断为颈椎病。听说有些药茶适量饮用对颈椎病的治疗康复很有好处，我平时就喜欢饮茶品茶，准备用药茶调理一段时间。我要问的是：适合颈椎病患者饮用的药茶有哪些？

解答： 我国茶文化源远流长，历代医药学家都很重视茶叶的保健价值和对茶剂的研究，合理的用茶不仅能爽神益智，对多种疾病还有辅助治疗作用。有些药茶适量饮用确实对颈椎病的治疗康复很有好处，下面介绍一些适合颈椎病患者饮用的药茶，您可根据自己的情况选择饮用。

（1）草藤茶

原料：伸筋草20克，鸡血藤15克。

制作：将伸筋草、鸡血藤分别研为粗末，混匀后放入保温杯中，冲入适量沸水，加盖焖20分钟即可。

用法：代茶饮用，每日1剂。

功效：舒筋活血通络。

适应证：颈椎病以颈项肩背部酸麻沉痛为主要表现者。

（2）羌活茶

原料：羌活20克。

制作：将羌活水煎取汁。

用法：代茶饮用，每日 1 剂。

功效：祛风，散寒，除湿。

适应证：太阳督脉型、风寒湿痹型颈椎病。

（3）川芎寄生茶

原料：川芎、桂枝各 5 克，桑寄生 10 克，红茶 3 克。

制作：将川芎、桂枝、桑寄生洗净切碎，与红茶一同放入锅中，加入适量清水，煎煮 30 分钟，去渣取汁。

用法：代茶饮用，每日 1 剂。

功效：温阳散寒，活血化瘀。

适应证：太阳督脉型、风寒湿痹型、气滞血瘀型颈椎病。

（4）三藤红糖茶

原料：丝瓜藤、鸡血藤、夜交藤各 15 克，红糖适量。

制作：将丝瓜藤、鸡血藤、夜交藤分别洗净，研为粗末，一同放入砂锅中，加入适量清水，武火煮沸后，改用文火再煮 20 分钟，去渣取汁，加入红糖使之溶化即可。

用法：代茶饮用，每日 1 剂。

功效：养血活血，祛风通络。

适应证：颈椎病。

（5）当归乌药茶

原料：当归 15 克，乌药、苍术各 10 克，薏苡仁 20 克，麻黄、桂枝各 3 克，生姜、甘草各 6 克。

制作：将上述药物一同放入砂锅中，水煎 2 次，共取汁液约 500 毫升。

用法：代茶饮用，每日 1 剂。

功效：疏风散寒，燥湿通络。

适应证：风寒湿痹型、太阳督脉型颈椎病。

（6）姜黄归芍茶

原料：姜黄、羌活各 6 克，当归 10 克，赤芍、白术各 12 克，甘草 3 克。

制作：将姜黄、羌活、当归、赤芍、白术、甘草一同放入砂锅中，水煎 2 次，共取汁液约 500 毫升。

用法：代茶饮用，每日 1 剂。

功效：祛湿散寒，舒筋止痛。

适应证：颈椎病。

（7）秦艽丹参茶

原料：秦艽 9 克，丹参 12 克。

制作：将秦艽、丹参分别研为粗末，混匀后放入保温杯中，冲入适量沸水，加盖焖 15~25 分钟即可。

用法：代茶饮用，每日 1 剂。

功效：养血活血，祛风通络。

适应证：风邪入络型、血虚络阻型颈椎病。

（8）苍术薏苡茶

原料：苍术 15 克，薏苡仁、当归各 50 克，木瓜 25 克。

制作：将苍术、薏苡仁、当归、木瓜一同放入砂锅中，水煎 2 次，共取汁液约 500 毫升。

用法：代茶饮用，每日 1 剂。

功效：舒筋活络，燥湿止痛。

适应证：颈椎病，对风寒湿痹型患者效果尤佳。

（9）莶草甘草茶

原料：豨莶草 10 克，炙甘草 3 克。

制作：将豨莶草、炙甘草分别洗净，一同放入砂锅中，加入适量清水，煎取汁液约500毫升。

用法：代茶饮用，每日1剂。

功效：祛风除湿，强筋壮骨。

适应证：颈椎病。

（10）桑枝冰糖茶

原料：桑枝、冰糖各适量。

制作：将桑枝洗净、切碎，放入砂锅中，加入适量清水，武火煮沸后，改用文火再煮25分钟，去渣取汁，加入冰糖使之溶化即可。

用法：代茶饮用，每日1剂。

功效：祛风除湿，通利关节。

适应证：颈椎病。

12 应用药茶调养颈椎病应注意什么？

咨询：我今年35岁，最近总感觉颈肩部酸沉疼痛不舒服，经检查被诊断为颈椎病，正在做牵引治疗。听说有些药茶能调养颈椎病，我准备饮用一段时间，但不知道应用药茶调养颈椎病有哪些注意事项。麻烦您给我讲一讲：应用药茶调养颈椎病应注意什么？

解答：这里首先告诉您，有些药茶确实能调养颈椎病。您患有颈椎病，最近总感觉颈肩部酸沉疼痛不舒服，选用药茶调养一段时间是可行的。为了保证药茶调养颈椎病安全有效，避免不良反应发生，在应用药茶调养颈椎病时，应注意以下几点。

（1）谨防原料霉变：加工制作药茶的原料茶叶和中药容易受潮霉变，如果出现霉变，不但没有香味和药用价值，而且含有真菌毒素，对人体危害极大，故应谨防药茶霉变。

（2）辨证选用药茶：由于药茶所选用中药的不同，不同药茶有其各不相同的适用范围，颈椎病患者要在医生的指导下，全面了解药茶的功效和适应证，结合自己的病情辨证选用药茶，不加分析地乱饮药茶不但难以获取调治颈椎病的效果，还易出现诸多不适。

（3）妥善保管药茶：制作好的药茶宜置于低温干燥处密封保存，在潮湿的环境中不宜经常打开，以免受潮。不要与有异味的物品放在一起，以防串味。一次制作的药茶不要太多，防止时间久而变质。

（4）恰当服用药茶：药茶冲泡或煎煮后应尽量当日饮用完，不要放置时间太长，更不能服隔夜茶，避免被细菌污染变质。在饮用药茶时还应注意适当忌口，饮用药茶的量要适当，太少达不到调治疾病的效果，太多则易影响消化功能，出现不良反应。由于某些药茶比较苦，难以下咽，在不影响药茶疗效的前提下，可适当加些矫味剂，如冰糖、白糖、红糖、蜂蜜、炙甘草等。

（5）注意配合他法：药茶调养颈椎病有一定的局限性，其作用较弱，见效较慢，在采用药茶调养颈椎病时，还应注意与药物治疗、针灸、牵引、按摩、理疗等治疗手段密切配合，以发挥综合治疗的优势，提高临床疗效。

13 运动锻炼调养颈椎病有什么作用?

咨询: 我最近总感觉颈部僵硬、颈肩部疼痛，颈后伸及向左侧活动时疼痛加重，今天到医院就诊，经检查被诊断为颈椎病。我知道运动锻炼的重要性，也明白运动锻炼能调养颈椎病，想进一步了解一下运动锻炼的作用。请问：运动锻炼调养颈椎病有什么作用?

解答: 适当的运动锻炼对颈椎病患者来说十分重要，运动锻炼确实能调养颈椎病。运动锻炼也称运动疗法、体育疗法或医疗体育，是指运用体育运动的各种形式预防和治疗疾病的方法。运动锻炼最大的特点就是患者积极主动地参与，它充分调动患者自身的主观能动性，发挥内在的积极因素，通过机体局部或全身的运动，消除或缓解病理状态，恢复或促进正常功能。

运动锻炼具有强身健体、扶正祛邪、疏通经络、活血化瘀、消肿止痛、濡养关节筋脉等作用，颈椎病患者通过适当的运动锻炼，能改善颈项肩背部的血液循环，促进瘀血和水肿的消散吸收，减轻或消除肌肉萎缩和肌肉粘连，缓解颈项肩背部酸沉、麻木、疼痛不适诸症状，有助于颈椎病的顺利康复。所以，在颈椎病的治疗中，以活动颈项肩背部为主的运动锻炼往往是医生建议采用的一项重要措施。

运动锻炼简单易学，不受场地、时间的限制，可随时应用，同时具有其他治疗调养方法达不到的功效，深受颈椎病患者的欢迎。运动锻炼主要通过全身作用和局部作用，调整各脏腑组织的功能，修复颈部各种损伤，以达到治疗调养颈椎病的目的。

（1）全身作用：人是一个有机的整体，构成机体的各个组织部分之间，在结构上是不可分割的，在功能上是相互协调、相互作用的，在病理上是相互影响的，机体某一局部区域的病理变化，往往与全身脏腑、气血、阴阳的盛衰有关。颈椎局部的病变能影响全身脏腑气血的正常功能，而脏腑气血的盛衰又对颈椎局部病变的康复有着重要的影响，全身气血充盈，经脉通畅，有利于颈椎病的康复，而气血亏损、经脉失养则不利于颈椎病的治疗和康复。

运动锻炼不仅对机体组织器官起到调节和强壮作用，能陶冶情操，涵养道德，激发人体内在的潜力，达到增强体质、祛病延年的目的。同时运动锻炼可以调整阴阳、疏通经络、使气血流通，并能益气养精、强壮筋骨，使机体各部位都得到应有的活动，从而有利于颈椎各种功能的恢复，有利于颈项肩背部疼痛、肢体麻木等症状的改善。现代研究表明，运动可提高内分泌功能，有效地减少钙质的丧失，使骨密度增加，防止骨质疏松，减缓退行性变，有利于颈椎病的预防和治疗。

（2）局部作用：运动锻炼的局部作用比全身作用更加确切，对于局部组织的修复和功能的恢复有较显著的作用。运动锻炼能推动颈部气血的流通，从而起到活血化瘀、消肿止痛的作用，同时运动锻炼可濡养肌肉，滑利颈椎关节，加强肌肉的收缩功能，防止肌肉萎缩，避免关节韧带粘连。通过运动，还可解除脊髓、脊神经根和椎动脉等的压迫，促使水肿、炎症等的消散，改善颈椎椎间关节的功能，增强颈部肌肉、韧带、关节囊等组织的紧张力，恢复和增强颈项肩背部及上肢等肌肉的力量，平衡颈项肩背部两侧的肌力，减轻肌肉痉挛状态，加强颈椎的稳定性，矫正不良的身体姿势，改善头颈部的活动功能。现代研究表明，运动锻炼可维持颈段脊柱周围肌肉的蛋白含量，减少脂肪堆积，从而可尽量保持肌肉的弹性和活力，维持颈屈伸肌群的应力平衡，使颈椎保持稳定，起到预防和治疗颈椎病的作用。

14 颈椎病患者在进行运动锻炼时应注意什么?

咨询：我最近总感觉颈肩部酸沉疼痛不舒服，经检查被诊断为颈椎病。我知道运动锻炼的重要性，听说颈椎病患者的运动锻炼并不是随意的、无限制的，有很多需要注意的地方，可我还不太清楚。麻烦您告诉我：颈椎病患者在进行运动锻炼时应注意什么?

解答：运动锻炼是调养颈椎病的重要方法，但颈椎病患者的运动锻炼并不是随意的、无限制的，在运动锻炼中有很多需要注意的地方。为了保证运动锻炼的安全有效，避免发生不良事件，颈椎病患者在进行运动锻炼时，应注意以下几点。

（1）做好体检和运动防护：在进行运动锻炼前要做好身体检查，了解健康状况，排除隐匿之痼疾，严防有运动锻炼禁忌证者进行锻炼。要注意自我防护，防止意外事故发生。骨质有破坏性改变、感染性疾病、年老体弱、心肺功能不全、有内固定物植入，以及手术后早期者均不宜进行运动锻炼。要了解所选运动项目的注意事项及禁忌证，最好在医生的指导下进行。

（2）选择适宜的运动方法：运动锻炼能强健机体，祛病延年，对调养颈椎病有肯定的作用，但若选择不当，轻则对身体无益，重则可损伤身体，合适的运动方法和运动量是保证运动锻炼安全有效的关键所在。适合颈椎病患者运动锻炼的项目很多，要根据患者的年龄、体质以及病情等的不同，因人而异地选用相应的运动锻炼方法和运动量。

（3）注意运动锻炼的要领：正确的锻炼姿势是运动锻炼获得效果的保证，不正确的运动和姿势不但起不到防病、祛病的作用，而且有可能加重原有的病情，所以一定要注意运动锻炼的要领，要在医生的指导带教下一招一式地练习，做到动作准确无误。运动锻炼的动作要舒缓、柔和，运动锻炼后发现不适或症状加重者，可暂停运动锻炼，或只做简单、轻微的动作。

（4）掌握循序渐进的原则：运动锻炼要掌握循序渐进的原则，运动量要由小到大，选择的动作要由简单到复杂，运动的时间要由短到长，切不可急于求成。开始时运动量不要过大，应以不引起疲劳、紧张、兴奋为宜，要根据情况逐渐增加运动量和运动时间。运动锻炼贵在坚持，决不可半途而废，应该每天进行，长期坚持，并达到一定的强度，这样才能有良好的锻炼效果。希望短期内就有明显疗效，或是三天打鱼，两天晒网，都不会达到应有的效果。

（5）注意与其他疗法配合：运动锻炼作为综合性治疗调养颈椎病的方法之一，与其他疗法起到相辅相成、相互促进的作用。在临床中，除进行运动锻炼外，还应注意与药物治疗、按摩疗法、针灸治疗、牵引治疗以及理疗等治疗调养方法互相配合，以利提高临床疗效。

（6）注意避风和防寒保暖：颈椎病的发生与受风着凉有密切关系，注意避风和防寒保暖对促进颈椎病的康复十分重要。在进行运动锻炼时，要注意适应四时气候的变化及各种动作的需要，及时增减衣服，天凉时要注意保暖。在场地的选择上，要避开风大的地方，选择无风向阳处，以防风寒侵袭。

15 颈椎病患者如何练习坐式颈肩操和颈部活动操？

咨询：我患有颈椎病，最近总感觉颈部僵硬、颈肩部疼痛，正在做牵引治疗。听说通过练习坐式颈肩操和颈部活动操调养颈椎病，简单有效，不受环境条件限制，我准备练习一段时间试一试。我要咨询的是：颈椎病患者如何练习坐式颈肩操和颈部活动操？

解答：坐式颈肩操和颈部活动操方法简单，不受环境条件限制，是缓解颈部僵硬、颈肩部疼痛的好办法，坚持练习有助于颈椎病的治疗和康复。下面给您介绍具体练习方法，希望对您调养颈椎病有所帮助。

（1）坐式颈肩操：坐式颈肩操分头前屈后仰、左右转头向后看、手拉椅边、活动腰肢和捏拿后颈共5节。

①头前屈后仰：坐姿，两脚分开与肩等宽。上身不动，头

颈部尽可能最大限度地慢慢向前屈曲，并还原摆正，再最大限度地慢慢向后仰伸，还原摆正。如此重复 8~10 次。

②左右转头向后看：坐姿，两脚分开与肩等宽。头正身直，上身不动，头向左慢慢转向后看 1 次，归原位后，再向右慢慢转向后看 1 次，要循序渐进，力争做到最大限度。如此重复 8~10 次。

③手拉椅边：坐姿，两脚分开与肩等宽。左手拉座椅的左边，头用力慢慢右侧屈；然后右手拉座椅的右边，头用力慢慢左侧屈。如此重复 8~10 次。

④活动腰肢：坐姿，两脚分开与肩等宽。伸腰挺胸，双上肢慢慢后伸，归原位；再伸腰挺胸，双上肢慢慢后伸。如此反复 10~15 次。

⑤捏拿后颈：双手交替捏拿后颈，手法由轻渐重，持续 5 分钟左右。

（2）颈部活动操：颈部活动操分头部仰伸、左右扳头、抱头拔颈共 3 节。

①头部仰伸：立姿，两脚分开与肩等宽，两手拇指顶住下颌，慢慢往后抬，使头部保持仰伸状态，坚持 5~10 秒钟，归原位后，再重复进行。如此反复 5~10 次。

②左右扳头：立姿，用右手绕过头顶，置于左侧耳部，向右扳头部 1 次，头部自行归位 1 次，如此进行 3~5 次，再用左手绕过头顶，置于右侧耳部，向左扳头部。左右两手交替进行，各重复 5 遍。

③抱头拔颈：立姿，两手十指交叉抱头后部，使劲将颈部往前上拔，坚持 5~10 秒钟，归于原位。

16 怎样练习颈椎病防治操?

咨询：我朋友老张，前些年患颈椎病，是坚持练习颈椎病防治操调养好的。我最近总感觉颈肩部疼痛不舒服，右手臂至手指还时常麻木，经检查被诊断为颈椎病，也想练习颈椎病防治操，但还不知道具体练习方法。请您给我讲一讲：怎样练习颈椎病防治操?

解答：颈椎病防治操是调养颈椎病行之有效的方法，您患有颈椎病，练习颈椎病防治操是可行的。颈椎病防治操分预备式、屈肘扩胸、击拳运动、耸肩甩臂、与项争力、头部运动共6节，下面是具体练习方法。

（1）预备式：站立位，两脚分开与肩等宽，两臂自然下垂于体侧，双手伸直，掌心向内。

（2）屈肘扩胸：两手握拳，两臂屈肘同时后振扩胸，后振扩胸5次，还原成两臂伸直于体侧；再后振扩胸5次，还原成两臂伸直于体侧，如此反复8~10次。

（3）击拳运动：两手握拳屈肘，然后右拳向左前方击出，回归到原来的位置，再左拳向右前方击出，回归到原来的位置，如此左右交替，反复8~10次；之后两手握拳屈肘，右拳向右侧击出，归于原位，再左拳向左侧击出，归于原位，如此左右交替，反复8~10次；随之两手握拳屈肘，右拳向上方击出，归于原位，左拳向上方击出，归于原位，如此左右交替，反复进行 8~10 次。

（4）耸肩甩臂：两臂自然下垂，两肩用力向上耸起，再两肩后旋放下，如此反复 8~10 次；之后两腿前后分立，左右直臂，先慢速前后甩动左臂 10 圈，再慢速前后甩动右臂 10 圈，如此左右交替，反复 5~8 次。

（5）与项争力：两肘屈曲，两手的十指交叉置于枕部，头用力后仰，两手同时给头一定的阻力，之后放松还原，如此反复 8~10 次。

（6）头部运动：首先做前倾后仰运动，头前倾→摆正→后仰→摆正，如此反复 6~8 次；之后做左右侧屈运动，头左侧屈→摆正→右侧屈→摆正，如此反复6~8次；再做左右侧转运动，头左侧转→摆正→右侧转→摆正，如此反复 6~8 次；最后做环转运动，头颈先向左环转 3 周，再向右环转 3 周，如此反复 2~3 次。

17 颈椎病患者如何练习固颈强肩操和低头伸颈法？

咨询：我最近总感觉颈肩部酸沉疼痛，经检查被诊断为颈椎病。我知道适当的运动锻炼能调养颈椎病，缓解颈肩部酸沉疼痛，听说固颈强肩操和低头伸颈法调养颈椎病的效果不错。我要问的是：颈椎病患者如何练习固颈强肩操和低头伸颈法？

解答：这里首先告诉您，固颈强肩操和低头伸颈法调养颈椎病的效果确实不错。固颈强肩操是简单易行的颈椎病运动锻炼方法，坚持练习有助于颈椎病的治疗和康复，低头伸颈法则是改善颈项部酸沉疼痛不适的有效方法，颈椎病患者可有选择地练习这两种运动锻炼方法，以改善颈肩部酸沉疼痛不适等症状。

（1）固颈强肩操：固颈强肩操分预备式、伸臂击掌、摇颈抬肩、运肘甩臂、与项争力共5节。

①预备式：站立位，两脚分开与肩等宽，两臂自然下垂于体侧，双手伸直，掌心向内。

②伸臂击掌：两臂由体侧向前平伸，至胸前击掌，然后两臂后展，在背后击掌，背后击掌时双肩尽力向上抬高，继而归于预备位。如此反复8~10次。

③摇颈抬肩：头颈先按顺时针方向缓慢转动6圈，再按逆时针方向缓慢转动6圈；之后双肩快速、尽力抬高，再向后展，然后放松，如此抬高8~10次后，归于预备位。

④运肘甩臂：首先两臂由体侧移于体前曲肘，两手掌位于肩下，掌心向下，双肩尽可能不动，肘关节做上下小范围运动4~6次，再双臂后振扩胸4~6次；之后两腿前后分立，左右直臂交叉同时缓慢甩动6~8次。

⑤与项争力：两肘屈曲，两手十指交叉置于头后，头用力后仰，两手同时给头一定的阻力，如此反复8~10次。

（2）低头伸颈法：练习时端坐在椅子上，两臂自然下垂，头先向左缓慢转动，再向右慢慢转动，连续转动20次后，挺起胸部，低头，下颌贴胸，再向后仰，停3~5秒钟后，再低头，如此反复做20次。再次将胸部挺起，将颈部尽量向上伸，然后尽量往下缩，连续伸、缩 15~20 次。

18 自我护颈操分几节？怎样进行练习？

咨询：我今年 36 岁，最近一段时间总感觉颈部僵硬、颈肩部疼痛，经检查被诊断为颈椎病，正在服用痹痛宁治疗。我听说自我护颈操能调养颈椎病，有效缓解颈部僵硬、颈肩部疼痛，想进一步了解一下自我护颈操。请问：自我护颈操分几节？怎样进行练习？

解答：自我护颈操分预备式、活动头部、仰头望月、双手托天、单掌擎空、向前引颈、旋腰转胯和看后脚跟共 8 节，下面是具体练习方法。

（1）预备式：站立位，身体正直，两脚分开与肩等宽，两臂自然下垂于体侧，双手伸直，掌心向内，两眼平视前方。

（2）活动头部：上身不动，首先缓慢地向前点头 1 次，尽可能将下颌抵向胸骨上凹，再缓慢地向后仰 1 次，力争做到最大限度，如此前点、后仰各 10 次；之后头先缓缓向左转 1 次，至最大限度后，归于原位，再向右转 1 次，如此各 10 次；接着用头带动颈部旋转，先顺时针方向转 8 圈，再逆时针方向转 8 圈，转动时动作要慢，用力要均匀。

（3）仰头望月：将头缓缓后仰，至最大限度后，眼看天空，坚持 2~3 分钟。

（4）双手托天：双手由体侧缓慢移至胸前，再把双手十指交叉置于小腹前，掌心向内，之后逐渐把交叉的双手掌心向上平托胸前，肘关节与手掌成水平线；接着双手心由内向外翻转，双手掌心向上用力慢慢高擎，至头顶上方如托重物，头随之仰起，双眼观天；然后双手分开，逐渐还原成预备时的姿势。如此反复4~6次。

（5）单掌擎空：左臂从体侧向上举起，呈少先队队礼势，右臂同时曲肘向背后，手指尽力摸背脊上部，如此左右臂交替，反复4~6次。

（6）向前引颈：双手由体侧缓慢移至胸前，再把双手十指交叉，掌心向前，双臂伸直，同时头也尽量缓慢前伸，至最大限度后稍停，再把双臂收至半屈，头也恢复原位；之后再伸臂、伸头，反复8~10次。接着双手由体侧变为抚按两肾处，拇指向前，其余4指朝后，下颌仰起，向上、向前、向下划圈，最后回归原位，要用柔力伸延到极限，尽量划大圈，上身也随之前后呈小波浪式运动，如此反复划圈8~10次。

（7）旋腰转胯：双手仍按于腰部，拇指向前，其余4指朝后，头和肩不动，膝部不弯曲，腰胯最大限度地向左、向前、向右、向后、再向左缓慢旋转1圈，之后向右、向前、向左、向后、再向右缓慢旋转1圈，如此左右交替，反复8~10次。

（8）看后脚跟：双脚并拢，头正身直，然后扭头先向左下后方看左脚跟约1分钟，头回原位后，再扭头向右下后方看右脚跟约1分钟，如此左右交替，各看10次；接着头颈部按顺、逆时针方向缓慢转动各8~10圈。

19 怎样练习颈肩保健操？

咨询：我们单位的吴师傅，去年曾患颈椎病，一粒药没有吃，也没牵引、理疗过，是练习颈肩保健操调养好的。我爱人最近总感觉颈肩部疼痛不舒服，医生说是颈椎病，也准备练习颈肩保健操，但不清楚练习方法。我想了解一下：怎样练习颈肩保健操？

解答：颈肩保健操分预备式、四面侧颈、地上寻珠、天上望月、转颈牵颈、双手托天、搭手转肩以及按摩颈肩共 8 节，下面是具体练习方法。

（1）预备式：站立位，两脚分开与肩等宽，全身自然放松，两臂自然下垂于体侧，双手伸直，掌心向内，两眼平视前方。

（2）四面侧颈：先头颈向前向下低垂，尽可能将下颌抵至胸骨上凹，并使头颈缓慢回到预备位；之后头颈尽量向后侧仰，再缓慢回到预备位；继而头颈向左侧侧屈到最大限度，并缓慢回到预备位；接着头颈向右侧侧屈到最大限度，并缓慢回到预备位。按上述方法，反复 4~6 次。

（3）地上寻珠：先头颈缓缓向左肩方向转动，转至左后下方最大限度，两眼向左后下方看地上，直至颈肩部有酸胀感，再头颈放松缓缓转回预备位；之后头颈缓缓向右肩方向转动，按上述方法向后下方做相同的动作。如此反复 4~6 次。

（4）天上望月：头颈缓缓向左肩方向转动，转至左后上方最大限度，两眼向左侧后上方看天空，直至颈肩部有酸胀感，再头颈放松缓缓转回预备位；之后头颈缓缓向右肩方向转动，按上述方法向右后上方做相同的动作。如此反复4~6次。

（5）转颈牵颈：头颈先缓慢地用力均匀地向左转5圈，再向右转5圈，如此反复2~3次；之后两手十指交叉抱头后部，使劲将颈部往前拔，坚持5~8秒钟，如此反复3~5次。

（6）双手托天：两手由体侧缓慢移至胸前，再把两手十指交叉置于小腹前，掌心向内，逐渐把交叉的两手掌心向上平托胸前，肘关节与手掌成水平线；接着两手心由内向外翻转，两手掌心向上尽力伸，两臂伸直，两手托于头顶上方，头颈尽量后仰，两眼上看天空；然后两手分开侧举与肩平高，再两臂缓慢而下，还原成预备姿势。如此反复4~6次。

（7）搭手转肩：将右手从右肩上方伸向左背侧，左手从腰背侧伸向右肩上方，掌心向外，双手手指相对搭（如果手指搭不到时也要将双手指尖尽力伸向相对方向），接着在下肢保持平行站立的同时，缓缓将腰、肩、头颈向左后侧转动，双眼看向身体后方，转至最大限度后，稍停片刻，再逐渐放松还原成预备姿势；之后将左手从左肩上方伸向右背侧，按上述方法向右做相似的动作。如此反复4~6次。

（8）按摩颈肩：先以两手拇指依次按压风池、天柱、大椎、肩井穴，每穴1~2分钟，再用力捏拿项肌2~3分钟；之后用两手交替轻轻拍打颈项肩背部2~3分钟。

20 如何练习耸肩护颈操和转头伸颈法?

咨询： 我今年39岁，患有颈椎病，最近总感觉颈肩部酸沉疼痛。医生建议在针灸治疗的同时练习耸肩护颈操或转头伸颈法。我是第一次听说耸肩护颈操和转头伸颈法，请您给我介绍一下：如何练习耸肩护颈操和转头伸颈法?

解答： 耸肩护颈操和转头伸颈法都是调养颈椎病行之有效的方法，您患有颈椎病，选择练习耸肩护颈操或转头伸颈法进行自我调养是可行的，下面给您介绍具体练习方法。

（1）耸肩护颈操：耸肩护颈操分预备式、推头耸肩、托颌拔颈、屈肘扩胸以及背后牵引共5节，坚持练习对缓解颈椎病患者颈肩部酸沉疼痛大有好处。

①预备式：站立位，两脚分开与肩等宽，全身自然放松，两臂自然下垂于体侧，双手伸直，掌心向内，两眼平视前方。

②推头耸肩：头右侧屈，右手迎着头部侧屈的力量向左推，然后换左手，头向左侧屈，方法同上，如此左右手交替，重复8~12次；之后两臂伸直，两肩用力向上耸起，再两肩后旋放下，反复做8~12次。

③托颌拔颈：左右手掌同时托着下颌，下颌用力慢慢下压，克服掌心向上的托力，然后放松归于原位，再上托下压，如此

反复进行 8~12 次；接着两手十指交叉抱颈，并用力将头颈部前拔，颈部用力后伸，如此反复 8~12 次。

④屈肘扩胸：两手握拳，屈双肘同时后振扩胸，扩胸后还原成两臂伸直于体侧，然后再扩，如此反复 8~12 次。

⑤背后牵引：左臂屈肘于背后（手指向上），右手从肩上伸到背后握住左手手指（如握不住，尽力接近），右手握住向下用力的左手指往肩上慢慢牵引，左手握住向上用力的右手指往下牵引（握不住时右手和左手也需同时一上一下的用暗劲牵引），如此左右手交替，反复 8~12 次。

（2）转头伸颈法：转头伸颈法分预备式、转头和伸颈共 3 节，坚持练习对缓解颈项肩背部酸沉疼痛不适等症状，促进颈椎病顺利康复大有帮助。

①预备式：站立位时，两脚分开与肩等宽，全身自然放松，两臂自然下垂于体侧，双手伸直，掌心向内，两眼平视前方；坐位时，两脚分开与肩等宽，全身自然放松，两手掌放在两大腿上，掌心向下，两眼平视前方。

②转头：挺胸收腹，微微点头，先按顺时针方向转动 10 圈，再按逆时针方向转动 10 圈，转动时做到用力均匀、缓慢。

③伸颈：缓慢抬头，向上看天，尽可能把颈伸长到最大限度，并将胸腹一起向上伸（不能单纯做成抬头运动），之后将伸长的颈慢慢向前向下进行运动，如似公鸡啼叫时的姿势，接着再缓慢向后向上缩颈（注意向上伸颈和向后缩颈都要挺胸收腹），恢复到预备时的姿势。如此反复 3~5 次。

21 颈椎保健操分哪 10 节？怎样练习？

咨询： 我今年 40 岁，最近总感觉颈肩部疼痛不舒服，经检查被诊断为颈椎病。听医生说练习颈椎保健操能调养颈椎病，缓解颈肩部疼痛不舒服，我准备练习一段时间，还不知道具体练习方法。请您告诉我：颈椎保健操分哪 10 节？怎样练习？

解答： 医生说的没错，练习颈椎保健操确实能调养颈椎病，缓解颈椎病引起的颈肩部疼痛不舒服。颈椎保健操分预备式、拿颈点头、左右侧屈、左右顾盼、侧转点头、扩胸扳颈、轮颌划圈、钟摆下颌、双手托天、弹绷颈项共 10 节，下面是具体练习方法。

（1）预备式：站立位，两脚分开与肩等宽，两手自然下垂于体侧，全身放松，两眼平视前方。

（2）拿颈点头：先从风池穴直下，用双手拿捏颈肌，止于大椎穴，时间 2~3 分钟；之后两手叉腰，头徐徐后仰，上望天空，至最大限度后稍停，再缓慢低头，下视地面，如此点头状，接着再后仰、点头，如此反复 8~10 次。

（3）左右侧屈：两手叉腰，头先缓慢向左侧屈，用耳垂触肩，继之归于原位，再缓慢向右侧屈，如此左右交替，反复 8~10 次。

（4）左右顾盼：仍两手叉腰，头先向左后方缓慢转动，做往后瞧的动作，视线在平面上画弧，转到最大限度后稍停，再逐渐归于原位；之后再缓慢向右后方转动，如此左右交替，反复 8~10 次。

（5）侧转点头：仍两手叉腰，头先缓慢向左侧转，至最大限度后做点头、仰头动作 3 次，归于原位；再缓慢向右侧转，至最大限度后做点头、仰头动作 3 次，归于原位；如此左右交替，反复 8~10 次。

（6）扩胸振颈：两手握拳、屈肘，同时后振扩胸，还原成两臂伸直于体侧；再两手握拳，两臂后振扩胸，如此反复进行 8~10 次；之后用一手绕过头顶，置于对侧耳部，来回向左、右方向扳头颈部，每次坚持 8~10 秒钟，如此左右交替，反复 4~5 次。

（7）轮颌划圈：两手叉腰，以下颌为笔点，分别在水平面、前后面上，以顺时针方向画圆圈 4~5 次，之后再以逆时针方向画 4~5 次。画圈时做到动作缓慢，圆圈画得越大越好。

（8）钟摆下颌：仍两手叉腰，先下颌左右缓慢摆动 4~5 次；之后将头前屈，下颌前伸，再左右缓慢摆动下颌 4~5 次；接着头向后仰，下颌上翘，做左右缓慢摆动 4~5 次。如此中立位、前伸位、后仰位交替，反复 3~5 次。

（9）双手托天：双手由体侧缓慢移至胸前，十指交叉，掌心向内，向上平托，使肘关节与手掌成水平线；之后双手掌心由内向外翻转，双手用力慢慢高擎，至头顶上方掌心向上，如托重物，头随之仰起，两眼观天；然后双手分开，逐渐还原成预备时的姿势。如此反复 4~5 次。

（10）弹绷颈项：双手交叉置于后枕部，当头向后仰时，双手用力抵抗，使后颈肌绷紧；之后双手分别置于头的左右两侧，当头左侧偏时，左手用力抵抗，使侧颈肌绷紧，当头右侧偏时，右手用力抵抗，使侧颈肌绷紧；接着左右掌心置于前额，当头前屈时，手用力抵抗，使屈肌绷紧。如上所述，头后仰、左右侧屈、前屈交替，反复进行 4~5 次。

22 颈椎病患者如何练习颈椎病哑铃体操？

咨询：我患有颈椎病，最近总感觉颈肩部酸沉疼痛，从报纸上看到练习颈椎病哑铃体操能调养颈椎病，缓解颈肩部酸沉疼痛。我想练习哑铃体操，但不知道练习方法。请问：颈椎病患者如何练习颈椎病哑铃体操？

解答：颈椎病哑铃体操是以哑铃为辅助工具进行自我锻炼的一种保健体操。坚持练习颈椎病哑铃体操，能强化颈项肩背部肌肉，缓解颈项肩背部酸沉疼痛不适等症状，有助于颈椎病患者的治疗和康复。颈椎病哑铃体操分 13 节，下面是具体练习方法。

（1）屈肘扩胸运动：分腿站立，两手持哑铃自然下垂，之后两臂屈肘，同时后摆扩胸，再还原成两手持哑铃自然下垂位。如上所述，反复 12~16 次。

（2）斜方击出运动：分腿站立，两手持哑铃屈肘置于胸两侧，上体稍向左转，右手向左前斜方击出，再还原成两手持哑铃屈肘置于两侧的位置；接着上体稍向右转，左手向右前斜方击出。如此左右交替，各重复 6~8 次。

（3）侧方击出运动：分腿站立，两手持哑铃屈肘置于胸两侧，左手向左侧方击出，还原成两手持哑铃屈肘置于两侧的位置；接着右手向右侧方击出，还原成两手持哑铃屈肘置于两侧的位置。如此左右交替，各重复 6~8 次。

（4）上方击出运动：分腿站立，两手持哑铃屈肘置于胸两侧，之后左手持哑铃向上方击出，还原成两手持哑铃屈肘置于两侧的位置；接着右手持哑铃向上方击出，再还原成两手持哑铃屈肘置于两侧的位置。如此左右交替，各重复 6~8 次。

（5）直臂外展运动：分腿站立，两手持哑铃自然下垂，之后右上肢直臂外展至 90°，还原成两手持哑铃自然下垂位；接着左上肢直臂外展 90°，再还原。如此左右交替，各重复 6~8 次。

（6）直臂前上举运动：分腿站立，两手持哑铃自然下垂，之后右上肢直臂由前向上举，还原成两手持哑铃自然下垂位；接着左上肢直臂由前向上举，再还原。如此左右交替，各重复 6~8 次。

（7）耸肩运动：分腿站立，两手持哑铃自然下垂，两肩用力向上耸起，并向后旋放下。如上所述，反复进行 12~16 次。

（8）两肩后张扩胸后伸运动：分腿站立，两手持哑铃自然下垂，两臂伸直外旋，两肩后张，同时扩胸，之后还原成两手持哑铃自然下垂位。反复 12~16 次。

（9）直臂前后摆运动：两脚前后分立，两手持哑铃自然下垂，左、右上肢直臂前后交替同时摆动，重复 6~8 次后，两脚互换站立位置，再同样摆动 6~8 次。

（10）头侧屈运动：分腿站立，两手持哑铃自然下垂，头颈部先向左肩方向屈曲，尽可能达到最大范围，之后还原；再向右肩方向屈曲、还原。如此左右交替，各重复 6~8 次。

（11）头前屈后仰运动：分腿站立，两手持哑铃自然下垂，稍停片刻，之后头颈部先向前屈曲，尽可能达到最大范围，还原；接着头颈部向后仰伸，尽可能达到最大范围，再还原。重复 6~8 次。

（12）头侧转运动：分腿站立，两手持哑铃自然下垂，之后头颈部向左侧转到尽可能的范围，还原；再向右侧转到尽可能的范围，还原。如此左右交替，各重复 6~8 次。

（13）旋转运动：分腿站立，两手持哑铃自然下垂，之后头颈部沿逆时针方向旋转 1 周，还原；再沿顺时针方向旋转 1 周，还原。重复 6~8 次。

颈椎病哑铃体操练习的要领：完成各节动作时，动作要尽量准确，手持的哑铃重量可依据个人体力情况选择；各节动作的重复次数可根据个人情况增加或减少；（10）~（13）节的头颈部运动要针对活动障碍的方向，反复作适应性加大范围的练习；对某些动作，如头部侧转和旋转易引起椎动脉型患者眩晕症状加重，可暂时不做，待症状缓解后再做。这套体操每日可做 1~2 次。

23 怎样运用舒颈操调养颈椎病?

咨询： 我最近总感觉颈肩部僵硬、疼痛，经检查被诊断为颈椎病，正在做牵引治疗。听我们单位刘同事说练习舒颈操能调养颈椎病，缓解颈椎病引起的颈肩部僵硬、疼痛，我准备试一试，但还不知道具体练习方法。我要咨询的是：怎样运用舒颈操调养颈椎病?

解答： 舒颈操确实能调养颈椎病，缓解颈椎病引起的颈肩部僵硬、疼痛。您患有颈椎病，通过练习舒颈操进行调养是可行的。舒颈操分预备式、仰天俯地、按摩颈部、左右牵引、甩臂摆手、顶天压地、搓颈舒筋共 7 节，下面是练习方法。

（1）预备式：两脚平行站立，距离与肩等宽，两臂自然下垂于体侧，掌心向内，全身放松，调匀呼吸，稍停片刻。

（2）仰天俯地：两手叉腰，先抬头看天、还原，再低头看地、还原，如此反复 6~8 次。上身不动，抬头时吸气，低头时呼气，呼吸自然缓慢，并逐渐加深。

（3）按摩颈部：双手拇指先按揉颈椎两侧 2~3 分钟，再按风池、大椎穴各 1 分钟，之后用手掌再轻拍颈肩部 2~3 分钟。

（4）左右牵引：身体端正不动，吸气时头颈向左侧缓缓侧屈，右臂下沉，直到右颈部有牵引感，呼气时头颈转正还原；之后头颈再向右侧缓缓侧屈，左臂下沉，牵拉左颈部，呼气还原。如此反复 6~8 次。

（5）甩臂摆手：双臂自然摆动，摆动时双手十指微屈下垂，先稍用力，将双臂往后甩去，并随其自然摆回，再稍用力，将双臂向前甩动，并随其自然摆回，如此反复 8~12 次。之后身体右转 45°，右手摆至背后，左手摆至右肋，还原，再身体左转 45°，左手摆至背后，右手摆至左肋，还原，如此左右交替，反复 8~12 次。

（6）顶天压地：双手由体前十指交叉上举，至头上方，双掌心向上，两臂尽力伸直，头颈后仰，两眼望天，之后把十指交叉的双手由头上方向前下方压，压至掌心向地，头颈前屈，两眼向下望。反复 8~12 次。

（7）搓颈舒筋：两手搓热，左手掌贴于颈后部，右手掌叠于左掌上，两掌合力来回搓颈项部 10~20 次，再换手搓擦 10~20 次，以颈项部微热为佳。

24 如何练习 8 节式颈肩操？

咨询： 我今年 40 岁，患有颈椎病，经常颈肩部疼痛不舒服。我知道像我这种情况必须加强运动锻炼，也清楚运动锻炼的项目有很多，听说练习 8 节式颈肩操能缓解颈椎病引起的颈肩部疼痛不舒服，准备试一试。麻烦您告诉我：如何练习 8 节式颈肩操？

解答： 8 节式颈肩操简单易行，不受场地的限制，8 节动作各有特点，坚持练习确实能缓解颈项肩背部酸沉疼痛不适等症状，对颈椎病的治疗和康复大有帮助。下面是其具体练习方法。

（1）点头侧颈：主要锻炼颈项前、后、左、右的活动功能，加速颈项部肌肉的血液循环，防止颈项软组织粘连和韧带钙化，消除疲劳等。

预备动作：站立位，躯干挺直，双脚自然分开，距离与肩等宽，全身放松，两眼自然开合，头颈中立位，精神集中于动作。

动作分解：①双手叉腰，头颈左侧屈。②头颈右侧屈。③头颈前屈。④头颈后仰。按此顺序反复进行，做到第 4 个 8 拍后，头颈恢复预备位。

（2）上肢前旋：主要是使颈肩部肌群得到锻炼，保持和增加弹性，保持颈肩关节的灵活性。

预备动作：同点头侧颈运动。

动作分解：①双手开掌自然放下，左手向外举起平肩水平，掌心向下，右手内收旋肩，掌心搭于左肩，头颈随右肩旋转于左边。②双手从前方转向右边，右手向外平肩水平，掌心向下，左手内收旋肩，掌心搭于右肩，头颈随左肩旋转于右边。如此反复做完 4 个 8 拍后，头颈、手回预备位。

（3）上肢后旋：主要是锻炼肩关节后旋，以保持肩关节后旋的固有功能。

预备动作：同点头侧颈运动。

动作分解：①双手屈曲于背后相互抓住前臂，右手抓住左手前臂往右上肩方向拉。②左手抓住右手前臂往左上肩方向拉。按以上动作交替做完 4 个 8 拍后，双手自然放下。

（4）缩颈揉肩：主要锻炼颈肌伸缩功能和双肩的活动功能，以保持软组织的自然弹性，防止粘连。

预备动作：同点头侧颈运动。

动作分解：①双手半握拳自然放下，缩颈，双肩旋前自揉。②颈肩回中立位。③缩颈双肩旋后自揉。④颈肩回中立位。按以上动作顺序做完 4 个 8 拍后，颈肩回预备姿势。

（5）拍打颈肩：通过拍打左右肩峰三角肌、颈肌，促进局部血液循环，消除疼痛不适等症状。

预备动作：同点头侧颈运动。

动作分解：①双手开掌自然放下，同步进行左右手在胸前交叉，用掌心分别拍打左右肩峰三角肌。②同步进行左手从左前侧方拍打左侧颈肌，右手从右前侧方拍打右侧颈肌。拍打力以自己感到舒服为宜。如此反复做完 4 个 8 拍后，颈肩回预备姿势。

（6）捶打大椎：大椎穴是经络通向头颈部的主要交汇点之一，通过捶打大椎穴，可刺激头颈经络系统的反应，以增强免疫力，提神醒脑，消除疲劳。

预备动作：同点头侧颈运动。

动作分解：①双手握拳自然放下，左手挺直自然外展，右手屈曲举起从右肩上过，用半握拳捶打大椎穴。②右手承①式动作顺势放下，挺直自然外展，左手承①式动作顺势屈曲举起从左肩上过，用半握拳捶打大椎穴。按上述动作顺序做完 4 个 8 拍后，双手回预备动作。

（7）旋颈举臂摩圈：此动作全方位锻炼，加强头颈肩臂力量。

预备动作：同点头侧颈运动。

动作分解：①双手开掌自然放下，同步进行，左手外展平肩，右手向左侧斜举，掌指均伸直放开，头颈随手旋转向左侧，两眼望向双手所指的方向。②承①式动作同步进行，双手同左摩向上方至双手并肩自然举起位置，头颈随手旋转，至仰面朝天，两眼望向天空。③承②式动作同步进行，双手由上方摩向右方，至右手外展平肩，左手向右侧斜举位置，头颈随手旋转向右侧，两眼望向双手所指前方。④承③式动作同时进行，双手、头颈部回预备动作。如此反复做完 4 个 8 拍动作，复原。

（8）顶天压地：此动作缓解疲劳，理顺关节、韧带，疏通经络，以达到强壮身体的目的，对预防治疗颈肩臂痛有很好的作用。

预备动作：同点头侧颈运动。

动作分解：①双手开掌自然放下，十指交叉双手从前方举于头上，双掌心向天，头颈后仰，两眼望天。②承①式动作，十指交叉双手从前方向下压，掌心向地，头颈前屈，两眼向下望。如此交替进行，做完 4 个 8 拍后，回预备动作。

25 怎样练习 8 节式颈椎徒手操？

咨询：我最近总感觉颈部僵硬、颈肩部疼痛，经检查被诊断为颈椎病。听说练习 8 节式颈椎徒手操能调养颈椎病，缓解颈部僵硬、颈肩部疼痛，我准备试一试，但不知道具体练习的方法，上网也没有查到。请您给我介绍一下：怎样练习 8 节式颈椎徒手操？

解答：练习 8 节式颈椎徒手操确实能调养颈椎病，缓解颈部僵硬、颈肩部疼痛。下面介绍一下具体练习方法，希望对您有所帮助。

（1）与项争力：站立位，两脚分开与肩等宽，两肘屈曲，两手十指交叉置于头后，头用力后仰，两手同时给头一定的阻力，之后还原再做，反复 8~10 次。

（2）屈肘扩胸：两脚分开站立，两手握拳，两臂屈肘同时后振扩胸，然后还原成两臂伸直于体侧，之后握拳再做，反复 8~10 次。

（3）回头望月：两脚分开站立，两臂自然下垂于体侧，先两腿微屈，上体前倾 45° 并向右后旋转，头随旋转向后上方作望月状，左手上举置头后，右手置于背后，再还原成两臂自然下垂位；之后两腿微屈，再向左做望月的动作，然后还原。如此左右交替，反复做 6~8 次。

（4）托天按地：两脚分开站立，两臂自然下垂于体侧，先右肘屈肘，手掌心向上提起，并翻掌向上托出，伸直手臂，左手臂微屈，左手用力下按，同时头后仰，向上看天，再还原成两臂自然下垂位；之后左肘屈曲，手掌心向上提起，并翻掌向上托出，伸直手臂，右手臂微屈，右手用力下按，同时头后仰看天，还原。如此左右交替，反复做 6~8 次。

（5）前伸探海：两脚分开站立，两手叉腰，头颈先前伸并转向左下方，两眼向前下看，似向海底窥探状，再还原至两手叉腰的位置；之后头颈前伸并转向右下方，两眼向前下看窥探，然后还原。如此左右交替，反复做 6~8 次。

（6）直臂甩动：两脚分开站立，左右直臂，同时缓慢前后甩动，重复 6~8 次。

（7）伸颈拔背：两脚分开站立，两手叉腰，头顶部向上伸，如头顶球状，每次持续 3~5 秒钟，之后放松还原，反复

8~10 次。

（8）金狮摇头：两脚分开站立，两手叉腰，头颈放松，缓慢做大幅度环转运动，依顺时针和逆时针方向交替进行，重复 6~8 次。

26 舒颈强脊操分哪 7 节？怎样练习？

咨询： 我最近总感觉颈肩部疼痛不舒服，经检查被诊断为颈椎病。听我们单位的张师傅说练习舒颈强脊操调养颈椎病的效果不错，我上网查了一下，舒颈强脊操分为 7 节，至于分哪 7 节、怎样练习网上却没说。我要问的是：舒颈强脊操分哪 7 节？怎样练习？

解答： 舒颈强脊操调养颈椎病的效果确实不错。舒颈强脊操分预备式、摆头仰头、伸颈转头、缩颈揉肩、拍打颈肩、全力收肩、按压风池共 7 节，其具体练习方法如下。

（1）预备式：站立位，两脚分开与肩等宽，两臂自然下垂于体侧，全身放松，两眼平视前方。

（2）摆头仰头：先向右侧慢慢转头并将头向左一甩（快速摆头），然后下巴触胸，接着向左侧慢慢转头并将头向右一甩，快速向后仰头。如此左右交替，反复 4~6 次。

（3）伸颈转头：放松肩、臂，向上引体，先尽可能向上伸直头颈，然后尽可能缓慢地向一侧转头，肩部及身体不动，想象自己要向后看，稍停片刻，再缓慢转向另一侧，左右交替，每侧各做5次。

（4）缩颈揉肩：双手半握拳，放松肩、臂，缩颈，双肩先前旋自揉16~20次，颈肩收回中立位，之后缩肩，双肩再后旋自揉16~20次，颈肩收回中立位，恢复为预备时的姿势。

（5）拍打颈肩：左右手在胸前交叉，同时用双手掌心分别拍打左右肩峰三角肌，时间约30秒钟；之后左手从前左侧方拍打左侧颈肌，右手同时从前右侧方拍打右侧颈肌，时间约30分钟。拍打的力度以自己感到舒适为宜。

（6）全力收肩：用全力慢慢紧缩两肩（夹肩），之后放松，再紧缩，如此反复5~10次。

（7）按压风池：两手放在头的后枕部，双侧拇指末节指腹按于同侧风池穴，向上用力，顺时针和逆时针方向各旋转按压8~10次。

27 颈椎病患者如何练习颈肩痛防治操？

咨询：我今年34岁，患有颈椎病，最近总感觉颈肩部酸沉疼痛，正在服用中药汤剂治疗。听说在服用中药汤剂的同时配合练习颈肩痛防治操能提高疗效，我准备练习一段时间。请您给我讲一讲：颈椎病患者如何练习颈肩痛防治操？

解答：颈肩痛防治操分颈项争力、左右开弓、双手伸展、开阔胸怀、展翅飞翔和铁臂单提共 6 节，下面介绍一下具体练习方法，供您参考。

（1）颈项争力：站立位，两脚分开与肩等宽，两手叉腰；之后头向左旋转至最大限度，目光平视，稍停片刻后还原；再头向右旋转至最大限度，目光平视，稍停片刻后还原；接着头用力慢慢后仰，抬头望天，至最大限度后稍停片刻，归于原位；继而头慢慢前屈，低头看地，至最大限度后稍停片刻，归于原位。

（2）左右开弓：站立位，两脚分开与肩等宽，两手虎口相对成圆形，掌心向前，离地面约 30 厘米，眼视虎口；之后两手左右分开至体侧，同时变掌为空拳，拳心向前，左拳向左侧击出，臂伸直，头向左转，视线过空拳望远处，稍停片刻后归于原位；接着两手左右分开至体侧，同时变掌为空拳，拳心向前，右拳向右侧击出，臂伸直，头向右转，视线过空拳望远处，稍停片刻后归于原位。

（3）双手伸展：站立位，两脚分开稍宽于肩，两臂肩侧屈，手握空拳，拳高于肩，拳心向前；之后两拳松开同时两臂上举，掌心向前，抬头，眼视左侧手指，稍停片刻后归于原位；接着再两拳松开同时两臂上举，掌心向前，抬头，眼视右侧手指，稍停片刻后归于原位。

（4）开阔胸怀：站立位，两脚分开稍宽于肩，两手交叉于腹前，左手在前，掌心向内；之后两臂交叉上举，眼视手背，接着两臂经体侧划弧下落还原，掌心同时由向上至向下自然翻掌，眼始终看着左手。然后右手在前，掌心向内，两臂交叉上举，用同样的方法再做 1 遍。

（5）展翅飞翔：站立位，两脚分开稍宽于肩，两臂自然下垂于体侧；之后两臂屈肘经体后侧成“展翅”状（肘高于肩，手下垂，手背相对），接着两臂下落，两手在脸前成立掌（掌心相对），并徐徐按下，还原成两臂自然下垂。

（6）铁臂单提：站立位，两脚分开稍宽于肩，两臂自然下垂；之后左臂经体侧上举成托掌，眼视手背，指尖向内，同时右臂屈肘手背紧贴腰后部，稍停片刻后，落掌放臂，还原成两臂自然下垂位。然后右臂经体侧上举成托掌，按同样的方法再做1遍。

28 怎样运用颈肌放松强化操缓解颈项部酸痛不适？

咨询： 我最近一段时间总感觉颈部僵硬、颈肩部疼痛，经检查被诊断为颈椎病，正在服用颈复康治疗。听说坚持练习颈肌放松强化操能调养颈椎病，缓解颈椎病引起的颈项部酸痛不适，我准备试一试。请问：怎样运用颈肌放松强化操缓解颈项部酸痛不适？

解答： 坚持练习颈肌放松强化操确实能调养颈椎病，是缓解颈项部酸痛不适的好办法，您想了解怎样运用颈肌放松强化操缓解颈项部酸痛不适，下面给您介绍具体练习方法。

（1）预备式：站立位，两脚分开与肩等宽，两臂自然下垂于体侧，全身放松，调匀呼吸，两眼平视前方，如此站立片刻。

（2）夹肩：两肩慢慢用全力紧缩（夹肩）3~5秒钟，然后两肩向上，坚持 3~5 秒钟，如此反复 5~10 次。

（3）摆颈：头颈部按前屈→后仰→左侧屈→右侧屈的顺序，向各方向摆动，如此反复 5~10 次。

（4）按摩：以风池、大椎穴为重点，用双手由上到下，再由下到上，反复揉按颈部 3~5 次。

（5）支撑：利用双杠或两张办公桌的空档，两手撑杠或两手撑桌面，两足腾空，两肘支撑身体，头往后仰，坚持 5 秒钟后归于原位，如此反复 3~5 次。

（6）强颈：先用两手扶前额，给予一定的阻力，并用全力使颈部前屈，坚持约 5 秒钟，反复 3~5 次；之后用一手扶头的侧部，给予一定的阻力，并用全力向同侧使颈部倾倒，坚持约 5 秒钟，再用手扶对侧头部，并按同样的方法使颈部倾倒，如此左右交替，反复 3~5 次；接着用两手扶头的后枕部，给予一定的阻力，并用全力使头部往后仰，坚持约 5 秒钟，反复 3~5 次。

29 怎样运用强颈操调养颈椎病？

咨询：我今年 35 岁，最近总感觉颈肩部酸沉疼痛，经检查被诊断为颈椎病。医生建议我针灸治疗 1 个疗程，同时可配合强颈操进行调养以提高疗效，但具体怎么练习强颈操医生没有交代清楚。我要问的是：怎样运用强颈操调养颈椎病？

解答：强颈操能强健颈项肩背部肌肉，缓解颈项肩背部酸沉疼痛不适等症状，是调养颈椎病行之有效的方法，有助于颈椎病患者的治疗和康复，下面是具体练习方法。

（1）干洗脸：取仰卧位，上下擦脸正面、脸侧面及耳后各10次。

（2）擦颈部：取仰卧位，头侧向一侧擦前颈部，左右各10次；之后取侧卧位，擦后颈10次，并拿后颈2~3分钟。

（3）侧卧抬头：取侧卧位，用中指点按颈部痛处（如颈部无痛处亦可不按），将头抬起离枕，之后头放回枕上，中指放松，如此左右各做5次。

（4）仰头摇正：取左侧卧位，左手托枕部，右手反掌托下颌，头向右侧转上仰位，颈部放松，右手向右上方稍用冲击力，闪动2下即可；如上法再做左侧1次。

（5）按胸抬头：取仰卧位，深呼吸，平卧时全身放松，深吸气，抬头时用双手按于胸部，慢呼气，如此反复10次。

（6）仰卧挺胸：取仰卧位，两手重叠放于颈后以保护颈部，两肘平置于床上，以臂部及枕部为支点，将颈、胸、腰部抬起，缓慢地作挺胸动作，一般离床即可，不必过高，挺胸时深吸气，平卧时慢呼气，如此反复10~20次。

（7）仰卧冲拳定腿：取仰卧位，慢而有力地向上冲拳，先左后右，交替进行，如此左右各做10~20次；之后把足跟抬离床面约20厘米定住，至疲劳时放下，休息2~3分钟后再做，如此反复3~5次。

（8）仰卧起坐：由仰卧位依靠腹肌力量坐起，再双手叉腰左右转动上身3~5次，之后两肩慢慢抬高，再用力放下，放松，归于仰卧位，如此重复3~5次。

30 如何用梳头疗法调养颈椎病？

咨询：我最近总感觉颈肩部酸沉疼痛，经检查被诊断为颈椎病，正在进行牵引治疗。听说梳头疗法能调养颈椎病，缓解颈椎病引起的颈肩部酸沉疼痛，我是第一次听说梳头疗法，想了解一下具体操作方法，准备试一试。请问：如何用梳头疗法调养颈椎病？

解答：梳头是日常生活起居中不可缺少的一部分，是一种整理和装饰头发的方法，同时梳头也具有健身养脑作用。梳头疗法就是利用梳子或手指梳理头发，刺激头颈部及相关穴位，以达到防治疾病目的的一种独特的防病治病方法。

头为“诸阳之会，与百脉相通”。头乃五官和中枢神经之所在，头顶和枕颈部有诸多的穴位，头颈部有丰富的毛细血管和神经末梢，经常梳头，加强对头颈部的摩擦，能疏通血脉，改善头颈部的血液循环，使头颈部毛孔开泄，“废物”外排，经络畅达，气血宣通，阴阳平衡。颈椎病患者通过梳头时的刮、擦等，可刺激头皮的神经末梢和穴位，并通过神经和经络的传导，作用于大脑皮质，调节整个经络系统和神经系统的功能，松弛头颈部神经的紧张状态，解除头颈部肌肉痉挛等，从而起到缓解头颈部酸沉疼痛不适等症状，达到调养颈椎病的目的。

梳头疗法确实能缓解颈椎病患者颈项肩背部酸沉、疼痛不适等症状，促进颈椎病康复，所以颈椎病患者宜坚持经常梳头。

梳头的方法是用牛角梳或木梳（勿用塑料及金属制品），每日早晨起床后、午休或晚上睡觉前，从前额经头顶到枕部直至大椎穴进行梳理，初始时每分钟梳 20~30 次，以后逐渐加快。梳时用力要均匀、适当，不要用力过猛，以免划破头皮。在风池、大椎、百合等穴处应多梳几遍，并有意识地刺激穴位。梳理的次数和时间要视情况而定，一般每次梳理 3~5 分钟，每天梳头 2~3 次。也可用自己的十个指头，自前额发际开始，由前向后梳拢头发至后发际，并向下达到大椎穴附近，动作要缓慢柔和，边梳边揉搓，以揉百合、风池、大椎等穴为重点，一般每次 5~10 分钟，每天梳 2~3 次。

梳头疗法无明显的禁忌证，但头颈部皮肤破损、有疮疖及患有各种皮肤病者不宜使用梳头疗法。梳头疗法需要较长的时间方能见效，故要持之以恒，不能急于求成，只有每天坚持梳理，才能有所收获。梳头时对手法的要求是轻重适度，不可一味地加重手法，以免引起皮肤的损伤或筋膜肌腱的挫伤，要轻重适度方可。

31 矿泉浴调养颈椎病有什么作用?

咨询： 我生活在著名的温泉之乡河南省鲁山县，我们这里运用矿泉浴调养慢性病很是普遍。我知道矿泉浴调养颈椎病的效果很好，我山东的老舅患有颈椎病，我准备让他来我们这里用矿泉浴调养一段时间。我要咨询的是：矿泉浴调养颈椎病有什么作用?

解答：矿泉浴是应用天然的矿泉水浸浴或淋浴身体，以达到养生保健、防治疾病目的的一种独特的防病治病手段。矿泉水含有许多人类所需的微量元素，对机体的新陈代谢、防病治病有独特的效果，矿泉的保健疗养作用是众所周知的，矿泉是大自然赋予人类的健康之泉。

大量实践证明，矿泉浴对颈椎病有肯定的治疗调养效果。矿泉浴对颈椎病的治疗调养作用是综合的，这当中既有温热的刺激作用，又有化学成分等的作用。不同温度对机体有着不同的作用，温度相差的越大则刺激性越强，低温浴（低于34℃）有促进肾上腺能的效应，可兴奋交感神经，使皮肤血管收缩；平衡温浴（36℃）对机体的刺激性最小，对心血管和呼吸系统影响不大，对神经系统有明显的镇静作用，并可促进运动系统功能康复；温热浴（37~39℃之间）能兴奋副交感神经系统，使血管扩张、血流加快，基础代谢旺盛，循环血量增加等，能减轻颈项肩背部酸沉麻木疼痛不适等。

矿泉水化学成分的刺激作用是矿泉浴所特有的作用，其中的阴阳离子、游离气体、微量元素及放射性物质可通过刺激体表及体内感受器官，改善中枢神经系统的功能，具有镇静、镇痛作用，能引起皮肤毛细血管扩张、潮红、充血，加速血液循环，缓解神经性疼痛，对于防治颈椎病有较好的疗效。矿泉水中的浮应力高于平常淡水，其所产生的浸浴效果与淡水大不一样。在矿化度比较高的矿泉中浸浴时，运动器官的负担显著减轻，四肢活动比较容易，神经痛、关节及软组织病变所引起的关节运动障碍者，在矿泉水中练习运动则可以减轻其障碍程度；温热矿泉浴可提高迷走神经的张力，使肌肉张力和能量代谢下降，而缓解痉挛和疼痛。矿泉水浮应力的作用有助于关节功能的恢复，能减轻各种类型颈椎病患者的颈项肩背部酸麻沉痛等症状。另外，水平面以下周围水对机体所施加的应压力可起到按摩的作用，能疏通经络、疏畅气血，对缓解颈项肩背部酸麻沉痛也大有好处。

中医认为，矿泉浴能调和营卫，调整阴阳，具有温通经络、驱散寒邪、疏畅气血、缓解疼痛等作用，用于治疗调养颈椎病是适宜的。

32 颈椎病患者怎样进行矿泉浴？

咨询： 我患有颈椎病，最近总感觉颈部僵硬、颈肩部疼痛，从报纸上看到矿泉浴能缓解颈椎病引起的颈部僵硬、颈肩部疼痛，正好老家山脚下有温泉度假村，我想利用假期回老家用矿泉浴调养一段时间。请问：颈椎病患者怎样进行矿泉浴？

解答： 矿泉浴确实能调养颈椎病，缓解颈椎病引起的颈部僵硬、颈肩部疼痛等。矿泉浴的方法是多种多样的，颈椎病患者可根据具体情况选择浸浴、淋浴或泳浴。在水温的选择上，一般认为，神经根型颈椎病以疼痛为主的水温可高些，利用高温镇痛，神经根型颈椎病以麻木、肌肉萎缩为主的应酌情降低水温；椎动脉型颈椎病也宜以低温浸浴；脊髓型颈椎病下肢活动不灵活的，水温可略高些；交感神经及混合型颈椎病患者宜用微温浴；而颈型颈椎病患者水温可稍高些。浸浴时患者仰卧或坐在浴缸或浴池中，水温控制在35~40℃，每次浸浴10~30分钟。淋浴时一般使用多孔淋浴喷头对准颈项肩背部进行淋浴，水温控制在37~41℃，每次淋浴5~10分钟。泳浴通常在温泉附近专设的调控在一定水温的矿泉泳池中进行，水温在30~35℃，泳浴的时间因人而异，开始时以5~10分钟为宜，以后根据身体情况略为延长。

除通常的浸浴、淋浴及泳浴外，尚可采用波浪浴、漩涡浴、浴中加压喷注、水下按摩等方法进行治疗。波浪浴和漩涡浴是利用人工或机械方法使浴池中的水不断地发生规则或不规则的波动，以增强对机体的机械刺激，有利于上、下肢活动受限者的治疗。浴中加压喷注法是在浸浴的同时，用水枪从水下向患部喷射加压的热矿泉水，水枪距离患者5~20厘米，并可根据耐受程度加以调节，以产生轻快感和轻度压迫感为宜，此法有刺激、按摩作用，可改善患者血液和淋巴液循环，加强神经、肌肉营养和止痛。水下按摩则是在温泉浴的同时对患部施行一定的手法，以增强治疗效果。以上矿泉浴对颈椎病的康复均有一定的疗效，用法是每次浸浴20~30分钟，每日1次，15~30次为1个疗程。

应当注意的是，矿泉浴应在医生的指导下进行，要根据病情的需要选择合适的矿泉和浸浴方式，严防有矿泉浴治疗禁忌证的患者进行矿泉浴。颈椎病患者伴有严重心脏病、肾功能衰竭、水肿、出血性疾病、感染性疾病以及体质极度虚弱者，均不宜进行矿泉浴。空腹或饱腹时皆不宜进行矿泉浴，通常在饭后1~2小时进行矿泉浴。要掌握好矿泉水的温度，根据病情的需要进行调整，防止过热或过凉。矿泉浴的时间可根据情况灵活掌握，以患者感到合适为度。另外，浴前应做好准备活动，先用矿泉水淋湿全身，使身体适应后再入浴。浴后要及时擦干身上的水分，防止受凉感冒，并适当喝些淡盐水、果汁饮料等，以补充水分和维生素。

33 什么是海水浴？海水浴调养颈椎病有什么作用？

咨询：我最近总感觉颈肩部疼痛不舒服，经检查被诊断为颈椎病，正在服药治疗。自从得病后我特别关注颈椎病的防治知识，听说海水浴方法简单，能调养颈椎病，我想进一步了解一下。麻烦您给我讲一讲：什么是海水浴？海水浴调养颈椎病有什么作用？

解答：海水浴是人体在海水中浸浴，或用海水淋浴身体表面，利用海水的物理、化学作用，以及海滨空气、日光辐射的作用等，以达到强身健体、防治疾病目的的一种综合性的自我调养方法。海水浴具有改善血液循环、调节神经系统功能等多种作用，对颈椎病有一定的治疗调养效果。海水浴对颈椎病的作用是综合的，这当中既有水浮应力刺激作用，也有机械和化学刺激等的作用。

（1）水浮应力刺激等作用：海水浴与低温矿泉浴对机体的作用相似，均有水浮应力刺激、温度刺激、水静压刺激等作用，对改善或消除颈椎病患者颈项肩背部酸麻沉痛不适、头晕头痛等症状有较好的疗效。

（2）机械、化学刺激作用：海水中富含氯化物及碘、钙、镁等，浴后温暖感很强，并能刺激皮肤，促进皮肤血管扩张，改善血液循环，加之海浪冲击对机体有良好的按摩作用，这些均有利于消除疲劳，缓解颈椎病患者颈项肩背酸麻沉痛等症状。同时，机体还接受日光照射和海滨的新鲜空气，可以说海水浴是海水、日光、气温、气压、湿度、气流等对机体的综合作用，海水浴对颈椎病患者是十分有益的。

34 颈椎病患者怎样进行海水浴？

咨询： 我生活在海滨城市，这里有海滨浴场，我患有颈椎病，正在进行牵引治疗。听说海水浴具有改善血液循环、调节神经系统功能等多种作用，对颈椎病有一定的治疗调养效果，我准备试一试，但还不清楚如何去做。请问：颈椎病患者怎样进行海水浴？

解答： 海水浴确实具有改善血液循环、调节神经系统功能等多种作用，对颈椎病有一定的治疗调养效果，您患有颈椎病，采用海水浴进行自我调养是可行的。

海水浴要选择适宜的沐浴场所，我国的大连、青岛、北戴河等许多沿海地区的海滨浴场都是理想的沐浴场所。每年的夏季（7~9 月份）是海水浴的最佳季节，每天入浴的时间以上午 9~11 时和下午 3~5 时为好。海水浴宜选择在天气晴朗、阳光充足、海水相对平静的时候进行，一般要求海水的温度应在

20℃以上，气温高于海水温度2℃以上。

海水浴的方式多种多样，可在海边浅水处进行仰卧式或俯卧式海水浴，也可站立浴或游泳浴，颈椎病患者可根据自己的具体情况选择适宜的沐浴方法。老年及体质虚弱的颈椎病患者可采用卧式浴，以在海边浅水处仰卧或俯卧式海水浴为好，并可结合按摩颈项肩背部及进行适当的功能锻炼；体质较弱者可采用站立浴，并用海水反复淋浴颈项肩背部，同时对颈肩臂进行按摩；游泳浴适宜于体质较好且会游泳的颈椎病患者，可按自己的习惯选用游泳的方式，由慢到快，再由快到慢地进行自由泳，一般游5~10分钟后，全身放松，面部朝天，把身体浮在水面上，有规律地起伏运动，必要时也可结合手法按摩全身。

海水浴前要先散散步，做5分钟以上的准备活动，然后用水浇脸部和胸部，以使周身肌肤和神经适应。在海水浴的同时还应注意进行适当的运动、按摩或做体操等，以增强效果。浴后要适当休息，可先做几节放松操，再在日光下小憩片刻。初次进行海水浴的时间不宜太长，应循序渐进，可由每次5~10分钟开始，以后逐渐延长，每次可控制在30~50分钟，体质虚弱者宜缩短海水浴的时间。一般每日或隔日海水浴1次，最多不超过每日2次。

海水浴前应做体格检查，严防有海水浴禁忌证者进行海水浴。身体过度虚弱、高龄老人，以及患有心脏病、肺炎、出血性疾病、肝硬化、肾功能衰竭者等，均不宜进行海水浴。过饥、过饱时不宜进行海水浴，洗浴应以饭后1~2小时进行为好。进行海水浴时要结伴而行或有专人陪护，不能单独1人进行，不会游泳者只宜在浅水区，不要到深水区去，以避免发生意外事故。海水浴宜在天气晴朗、海水相对平静的时候进行，水温不能太低。浴前应做准备活动，浴后用毛巾擦干身体，稍事休息，注意预防感冒。

35 日光浴调养颈椎病有什么作用？颈椎病患者怎样进行日光浴？

咨询： 我患有颈椎病，正在服药治疗。听说日光浴能增强血液循环，活跃组织细胞，促进新陈代谢，减轻颈椎病患者颈项肩背部疼痛不适等症状。我准备试一试，不过不太放心。我要问的是：日光浴调养颈椎病有什么作用？颈椎病患者怎样进行日光浴？

解答： 日光浴是让人体体表直接暴露在阳光下，并按一定的顺序和时间要求进行系统照射，利用太阳的辐射作用以达到增强体质、调养疾病目的的一种方法。日光浴具有红外线的温热作用、紫外线的生物化学作用等，不仅能增强血液循环，活跃组织细胞，促进新陈代谢，而且能调整神经系统功能，解痉镇痛，减轻颈椎病患者颈项肩背部疼痛不适等症状，是颈椎病患者较常用的自我调养方法之一。

俗话说万物生长靠太阳，阳光对生命具有激发作用，颈椎病患者经过太阳适当的照射后，可产生红外线的温热作用、紫外线的生物化学作用等，有助于颈椎病患者的康复。

（1）温热作用：在日光浴时，可见光、红外线等可产生温热作用，它能使血管扩张，促进血液循环，增强机体新陈代谢，具有消炎、解痉、镇痛等作用，有利于颈项肩背部酸沉疼痛不适等症状的改善。

（2）生物化学作用：紫外线虽然只占阳光的 1%，但其生物化学作用却最强，对机体健康最为有益。紫外线对皮肤表面的细菌、病毒有杀灭作用；能刺激机体免疫系统，提高机体免疫功能；有利于维生素 D 的合成，促进钙磷代谢，有助于预防和治疗软骨病等骨质病变；能使血管扩张，促进血液循环，改善局部营养，促进创伤和溃疡愈合。同时还有镇痛、止痒等作用，对颈椎病的康复也十分有益。

日光浴一年四季都可进行，一般要求天气晴朗，阳光充足，气温在 20~22℃，不低于 18℃或高于 30℃。夏季的日光浴可选择上午 9~10 时，下午 4~5 时，其他季节可延迟到上午 10 时以后。最初进行日光浴的时间不宜太长，以防日光浴过量，照射时间可由 5~10 分钟开始，循序渐进，逐渐增加到 1~2 小时。

颈椎病患者可根据自己的条件选择日光浴的场地，简单的日光浴可在室外或阳台上进行，有条件时最好选择在空气清新处进行，以靠近江河湖海的野外草地、沙滩及旷野林间为佳。日光浴前应先进行 7~10 日的空气浴，每次日光浴时也应先进行 10~15 分钟的空气浴，以免突然刺激。在进行日光浴时，身体应尽量裸露，最好穿背心和短裤，不看书报，也不要睡着。日光浴的方式多种多样，常用的有背光浴、面光浴及全身浴。背光浴是以阳光照射肩背部为主的方法，可取坐位或卧位。面光浴是“对日坐定”，患者闭目或戴上墨镜，面对阳光，让阳光照射面部、颈项肩背及胸部。全身浴则是不断地变换体位，让上下左右通身依次吸收阳光。在日光浴时应酌情裸露身体皮肤，适时更换体位，使皮肤直接接受日光的照射。每次日光浴后最好再行空气浴 15~30 分钟，或用 35℃左右的温水沐浴，然后休息。

日光浴虽然简单，也应注意掌握其要点。要根据病情选择日光浴，严防有日光浴禁忌证者进行日光浴。颈椎病患者伴有肺结核、心动过速、发热、出血性疾病等均不宜进行日光浴。日光浴必须坚持循序渐进的原则，逐渐增加照射的时间和强度，但日光浴不能过量。饭前及饭后 1 小时内不宜进行日光浴，如日光照射后出现头晕头痛、心悸恶心等，应及时停止日光浴。日光浴后要在阴凉处休息 15~30 分钟，并适当补充含盐的清凉饮料。夏季注意防止中暑及日射病，冬季注意预防感冒等。